高血圧治療で極める
脳卒中克服の
医 師 力

脱・脳卒中の極意

編集 長谷部 直幸
旭川医科大学内科学講座教授

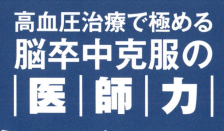

フジメディカル出版

はじめに

　わが国は男性80歳，女性87歳の平均寿命を誇る世界有数の長寿国である。しかし，健康寿命は，男性70歳，女性74歳であり，平均寿命と健康寿命の差である10数年間は何らかの介助・介護を余儀なくされることを意味している。その主要な原因は脳卒中である。近年，脳卒中による死亡率は激減した。しかし，死亡率は低下しても，脳卒中の入院受療率はがんの1.5倍，心臓病の3.5倍と圧倒的多数の発症数である。そして，「寝たきり」や「認知症」といった機能障害をもたらすなど，健康寿命を損なう最大要因である脳卒中のインパクトは重大である。これらの事実は，「わが国は脳卒中の国である」ことを示している。今後，ますます高齢化が加速し超高齢化社会を迎えるわが国において，脳卒中の制圧は最重要課題の一つである。

　高血圧は脳卒中発症の最大のリスクである。生活習慣病のなかでも最も頻度が高く，実に国民の3人に1人が高血圧である。したがって，高血圧の管理がまず優先されるべき脳卒中の最善の予防策である。厳格な降圧に勝る高血圧治療はない。「The lower, the better」の原則が最も適合するのが脳卒中予防である。最近発表されたSPRINTの結果は，厳格な降圧の妥当性を再認識するものとなった。われわれは，厳格な降圧に勝る脳卒中予防策はないことを改めて強調したい。

　本書は，脳卒中克服に必要な極意を追及・整理し，それらが医師力の向上をめざす最初のステップとなって，やがて極意の体得に繋がることを願って企画された。各項の冒頭に，脱・脳卒中の極意を端的に示し，理解を容易にする工夫を施した。脱・脳卒中の極意は，あらゆる視点からの高血圧の徹底管理にあると言っても過言ではない。したがって本書では，一次予防・二次予防の視点から，「脱・脳卒中のための血圧管理の極意」に多くのページを割いている。さらに背景となる生活習慣病克服の極意，心房細動を中心として抗血栓療法と降圧療法の極意，そして認知症対策の極意を網羅した。本書が「脱・脳卒中の極意」の体得と「脱・脳卒中の医師力」の向上に資することを願ってやまない。

2015年12月

　　　　　　　　　　旭川医科大学 内科学講座 循環・呼吸・神経病態内科分野
　　　　　　　　　　　　　　　　　　　　　　長谷部 直幸

執筆者一覧

編集

長谷部 直幸	旭川医科大学 内科学講座 循環・呼吸・神経病態内科学分野 教授

執筆者（執筆順）

長谷部 直幸	旭川医科大学 内科学講座 循環・呼吸・神経病態内科学分野 教授
福澤 純	千寿会三愛病院 循環器内科 診療部長
島村 浩平	旭川三愛病院 内科
中川 直樹	旭川医科大学 内科学講座 循環・呼吸・神経病態内科学分野 助教
長内 忍	旭川医科大学 循環呼吸医療再生フロンティア講座 特任教授
太田 久宣	函館博栄会函館渡辺病院 循環器内科
佐藤 伸之	旭川医科大学 内科学講座 循環・呼吸・神経病態内科学分野 准教授
井上 仁喜	国立病院機構北海道がんセンター・北海道医療センター 循環器内科 医長
藤野 貴行	旭川医科大学 内科学講座 循環・呼吸・神経病態内科学分野 助教
竹内 利治	旭川医科大学 内科学講座 循環・呼吸・神経病態内科学分野 講師

| 高血圧治療で極める脳卒中克服の医師力 | 脱・脳卒中の極意

松木 孝樹	旭川医科大学 透析センター 助教
齋藤 司	旭川医科大学 内科学講座 循環・呼吸・神経病態内科学分野 助教
澤田 潤	旭川医科大学 内科学講座 循環・呼吸・神経病態内科学分野 助教
小山 聡	旭川リハビリテーション病院 内科 部長
川村 祐一郎	旭川医科大学 保健管理センター 教授
幸村 近	市立旭川病院 中央検査科長・循環器内科 診療部長
油川 陽子	国立病院機構旭川医療センター 脳神経内科
木村 隆	国立病院機構旭川医療センター 脳神経内科 部長
片山 隆行	旭川医科大学 内科学講座 循環・呼吸・神経病態内科学分野 講師

目次

はじめに ………………………………… 長谷部 直幸　3

1　脱・脳卒中の医師力―高血圧治療の極意

脱・脳卒中の極意 ……………………… 長谷部 直幸　8

2　脱・脳卒中のための生活習慣病克服の極意

1) 糖尿病 …………………………………… 福澤 純　15
2) 脂質代謝異常・肥満症 ………………… 島村 浩平　22
3) CKD ……………………………………… 中川 直樹　30
4) 睡眠時無呼吸 …………………………… 長内 忍　38
5) 飲酒・喫煙 ……………………………… 太田 久宣　44

3　脱・脳卒中のための血圧管理の極意（一次予防）

1) 高齢者高血圧 …………………………… 佐藤 伸之　48
2) 糖尿病を合併した高血圧 ……………… 井上 仁喜　58
3) CKDを合併した高血圧 ………………… 藤野 貴行　65
4) 冠動脈疾患を合併した高血圧 ………… 竹内 利治　75
5) 透析患者の高血圧 ……………………… 松木 孝樹　82

4 脱・脳卒中のための血圧管理の極意（二次予防）

1) 急性期における血圧管理 ・・・・・・・・・・・・・・・・・・・・・・ 齋藤 司　87
2) 内科・外科の連携における血圧管理 ・・・・・・・・・・ 澤田 潤　94
3) 慢性期における血圧の管理（外来） ・・・・・・・・・・ 小山 聡　99

5 脱・脳卒中のための抗血栓療法と降圧療法の極意

1) 心房細動患者における抗凝固薬と脳卒中 ・・・・ 川村 祐一郎　106
2) 抗血栓療法と降圧治療 ・・・・・・・・・・・・・・・・・・・・・・・・ 幸村 近　117

6 脱・脳卒中と認知症対策の極意

1) 脳卒中後の認知症治療 ・・・・・・・・・・・・・ 油川 陽子　木村 隆　127
2) 認知症対策と降圧療法 ・・・・・・・・・・・・・・・・・・・・・・・・ 片山 隆行　135

索引 ・・・ 139

1 脱・脳卒中の医師力——高血圧治療の極意

脱・脳卒中の極意

長谷部 直幸

極意の基本

❶日本は脳卒中の国である。
❷降圧は脳卒中の最大の予防策である。

はじめに

　日本は脳卒中の国である。われわれ医師は，この事実に真摯に向き合わなければならない。脳卒中は，降圧によって予防できる。降圧を徹底することが，最大のイベント抑制手段である。歴史的には，降圧による直接的な効果は，まず脳出血の発症抑制に反映された。1960年代からの脳卒中死亡の減少は，初期の降圧療法の成果であった。しかし，高齢化の進展とともに，必然的に脳梗塞が増加した。最新データによる脳卒中の内訳でも，4分の3(75.9％)が脳梗塞である(**図1**)[1]。脳梗塞病型の内訳は，10年以上変わらず，アテローム血栓性梗塞，ラクナ梗塞，心原性脳塞栓がそれぞれ3分の1を占めている(**図2**)[1]。これら脳梗塞のすべての病型に対して，高血圧治療を徹底することが直接的・間接的に最も有効なリスク対策となる。

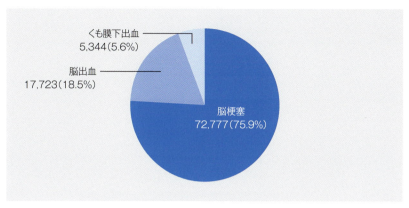

図 1 脳卒中全体の内訳（n＝95,844）

（文献1より引用）

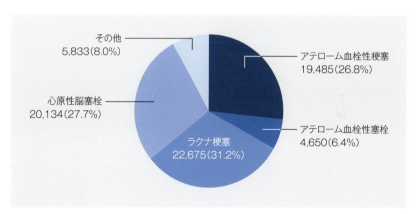

図 2 脳梗塞の内訳（n＝72,777）

（文献1より引用）

　本項では，脳卒中の完全制圧に向けて，降圧治療を中心に生活習慣病を克服し，あらゆる予防・治療手段を駆使して，脱・脳卒中を目指す極意をまとめたい。

1 最大リスクとしての高血圧

日本人は,「タバコと高血圧によって死ぬ」と言っても過言ではない(**図3**)[2]。タバコは,発がん・COPDのリスクであると同時に心血管病のリスクでもあり,最大

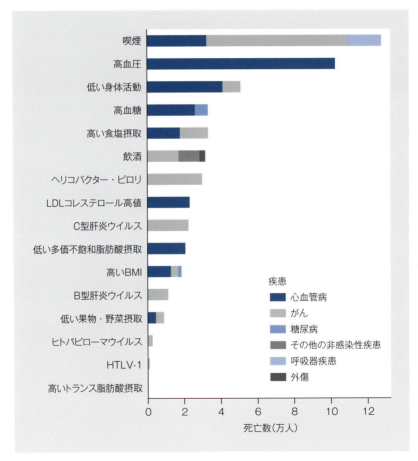

図3 わが国の2007年の非感染性疾患および外因による死亡数への各種リスク因子の寄与

(文献2より引用,一部改変)

の複合危険因子である。一方，高血圧は，専ら心血管病をもたらす因子であり，単独で最大最強の心血管病リスクと言える。現在，わが国には4,300万人の高血圧患者が存在し，実に国民の3人に1人が高血圧である。高血圧は動脈硬化を引き起こす最大の要因であり，糖尿病，脂質代謝異常，肥満やCKDが心血管病リスクとして作用する際に，最も強力な増幅因子となる。つまり，高血圧を制することが最も有効な心血管病の予防手段と言えるのである。

2 心血管病としての脳卒中

　欧米では心血管病と言えば冠動脈疾患であり，脳卒中はマイナーな心血管病と捉えられている。しかし，わが国の疾病構造においては，圧倒的に脳卒中が主要な心血管病である。脳卒中の死亡率は，心筋梗塞の約3倍であり，罹患率でも約4倍高いことが示されている[3]。平成23年度の厚生労働省の患者調査を見ると，虚血性心疾患は年間77,400人に対して，脳卒中は283,800人と3～4倍の患者が発生していることがわかる。さらに問題なのは，これに費やされる医療費である。平成22年度の厚生労働省の国民医療費の概況を見ると，虚血性心疾患に年間7,420億円費やされるのに対して，脳卒中には1兆7,691億円と約1兆円上回る医療費が費やされている。これらのデータを見ても，わが国においては，まず脳卒中主体の心血管病対策を講じるべきことが端的に理解できる。

3 降圧による脳卒中の抑制

　降圧とイベント抑制の関係を考えるうえで，ACCORD-BPの成績は象徴的であった。2型糖尿病を対象に140mmHg未満を目指す標準降圧と120mmHg未満を目指す積極降圧を比較した試験である。その結果，欧米での主要なイベントである心筋梗塞発症には有意差が認められなかったため，その後の欧米の

ガイドラインで降圧目標が緩和される根拠となった試験である[4]。しかし，脳卒中は，積極降圧で有意に抑制されたのである（図4）[4]。この事実は，脳卒中を主要イベントとするわが国が，欧米とは異なり厳格な降圧目標を設定する大きな根拠の一つとなった。脳卒中の抑制には，120 mmHg未満の厳格降圧が重要であることが，多くのメタ解析の結果でも明らかにされている[5]。脳卒中，とくに脳梗塞の発症は，70代をピークとして圧倒的に高齢者に多い（図5）[1]。『高血圧治療ガイドライン2014』（JSH 2014）では高齢者高血圧に関して，75歳以上では，まず150/90 mmHg未満を目指すこととし，75歳未満の140/90 mmHgに比べてより緩和された降圧目標値を提示した[6]。これは，決して厳格な降圧を否定するものではなく，高齢者の個別性を重視した結果である。すなわち，フレイル（虚弱）が問題となるような高齢者を含めるならば一様に降圧を徹底するのではなく，まず穏和な150/90 mmHg未満を目指すことを目標としたのである。逆に健常な高齢者では，より厳格な降圧目標値を目指すべきことを示したものとも言える。脳卒中発症抑制のためには，許容されるならば，後期高齢者であってもより積極的な降圧を図るべきである。最近，SPRINT（Systolic Blood Pressure

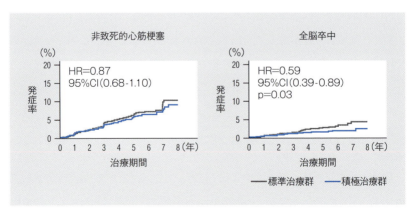

図4　ACCORDにおける心筋梗塞と脳卒中の発症率

（文献4より引用，一部改変）

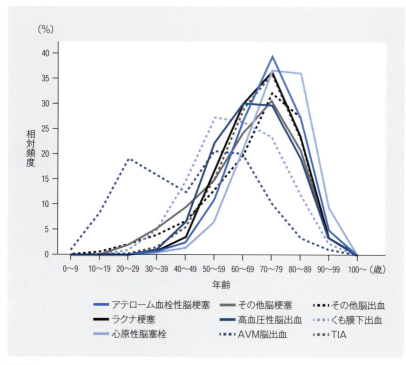

図 5 脳卒中の各病型別発症年齢分布（n＝101,164）

AVM: 脳動静脈奇形　　TIA: 一過性脳虚血発作

（文献1より引用）

Intervention Trial）が，終了予定の2018年12月を待たず早期終了となって予備解析結果が発表された。SPRINTは50歳以上で1つ以上の心血管病リスクを持つか75歳以上の高血圧患者を対象に，120mmHg未満と140mmHg未満の2群間で予後比較した，注目の臨床試験である。9,361人の対象者中，75歳以上が2,636人含まれていたが，120mmHg未満群で140mmHg未満群に比べて，心血管病イベントが約30％減少，死亡が約25％減少と圧倒的な有意差が示されたことが，早期中止勧告の理由であった。高齢者においても120mmHg未満を目指すべきことを支持する可能性のあるエビデンスである。

おわりに

　脳卒中はわが国における最多の心血管イベントであり，健康寿命を損なう最大の要因である。脳卒中の最大リスクは高血圧であり，降圧を徹底することが脳卒中を抑制する最大の予防手段である。脱・脳卒中の極意は，あらゆる視点からの高血圧の徹底管理にあると言っても過言ではない。

文献

1) 荒木信夫, 小林祥泰編: 脳卒中データバンク 2015. 東京, 中山書店, 2015, p19
2) Ikeda N et al: What has made the population of Japan healthy? Lancet 378(9796): 1094-1105, 2011
3) Ueshima H: Explanation for the Japanese paradox: prevention of increase in coronary heart disease and reduction in stroke. J Atheroscler Thromb 14(6): 278-286, 2007
4) Cushman WC et al: Effects of intensive blood-pressure control in type 2 diabetes mellitus. N Engl J Med 362(17): 1575-1585, 2010
5) Bangalore S et al: Blood pressure targets in subjects with type 2 diabetes mellitus/impaired fasting glucose: observations from traditional and bayesian random-effects meta-analy-ses of randomized trials. Circulation 123(24): 2799- 2810, 2011
6) 日本高血圧学会高血圧治療ガイドライン作成委員会編: 高血圧治療ガイドライン2014. 東京, ライフサイエンス出版, 2014

2 脱・脳卒中のための生活習慣病克服の極意

1) 糖尿病

福澤 純

リスク克服の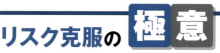

❶ 発症リスク者に，積極的に適切な生活習慣介入を行う。
❷ 早期からの介入と統合的治療が重要。
❸ 生活習慣改善の指導だけでなく，適宜薬物治療の導入も考慮。
❹ 抗糖尿病薬やRA系阻害薬により，糖尿病の発症予防が期待できる。

1 糖尿病をめぐる動向

糖尿病患者数は地球規模で増加しており（とくにアジア諸国において著しい），予備群も含めてわが国の成人の4～5人に1人が該当する時代を迎えた。インスリンの臨床応用以降，糖尿病はそれまでの「恐怖の時代」からいったんは解放された。しかし，慢性に進行する病態とともに必然的に起こる合併症が，QOL低下と（健康）寿命の短縮を招き，さらには医療費の増大といった社会的問題を引き起こしている。糖尿病対策は，もはや国家レベルの課題といっても過言では

ない。

　近年の大規模アウトカム試験は，血管イベント発症あるいは総死亡を抑制するために，より早期からの介入とともに，血糖のみならず血圧や脂質の管理を含めた統合的治療が重要であることを示唆している．糖尿病病態はつねに進展するものであり，病態が進行するのを待ってからの介入では，長期間の良好な管理が困難なことは明らかである．すなわち，病態が進み，血糖管理が困難になってからの介入ではなく，病態を進展させないためのproactiveな介入が求められることになる．これらの内容を含め，多くのエビデンスの蓄積によって，糖尿病管理のあり方は大きく変わろうとしている．

　このように2型糖尿病については，いかに発症を抑制するかが大きな課題だといえる．日本人では，軽度の肥満でも糖尿病が発症しやすく，また，肥満でなくても，たとえば糖尿病の家族歴を有する場合などではハイリスクとなる．臨床現場では問診などにより積極的に発症リスク者を拾い上げ，適切な生活習慣介入を行っていくことが重要となる．

　糖尿病の治療・管理における食事療法，運動療法といった生活習慣への介入が，きわめて重要であることは論をまたない．一方，インスリンあるいは経口糖尿病薬による血糖コントロール改善が，合併症の発症・進行抑制に有益であることは検証済みである．経口糖尿病薬の歴史は，第一世代SU薬トルブタミドおよびメトホルミンにはじまる．その後，空白期間を経て，α-グルコシダーゼ阻害薬，チアゾリジン薬，グリニド薬が上市された．さらに既存薬とは作用機序の異なるインクレチン関連経口薬としてのDPP-4阻害薬や，選択的SGLT2阻害薬が開発されている．このように作用機序が異なる何種類もの血糖降下薬の登場は，2型糖尿病薬物療法の選択肢を大きく広げた．

　以下に糖尿病発症予防対策としての生活習慣への介入（食事療法や運動療法など），および薬物による介入について記す．

2 　生活習慣への介入

　糖尿病に合併する動脈硬化性疾患の発症リスクは，前糖尿病状態からすでに高いと考えられている．糖尿病の発症を予防し，血管合併症のリスクを抑えるためには，2型糖尿病の発症ハイリスク患者への生活習慣を含めた介入が早期から必要である．

1 食事療法

　過剰なエネルギー摂取によりインスリン必要量が増大し，同時に余分な体脂肪が蓄積し，インスリン抵抗性の増悪につながるため，食事療法は糖尿病，境界型における生活介入の基本である．糖尿病患者にエネルギー制限食を摂取させると，体重減少をきたす以前に血糖コントロールが改善する．これにはインスリン分泌能改善，インスリン抵抗性改善，肝糖産生減少が寄与している．この摂取エネルギーの適正化は肥満者に対してのみならず，非肥満者に対しても重要である．

　最近では，エネルギー量だけでなく，食事の内容も重要であることが明らかになってきた．トランス型脂肪酸（植物油や魚油を部分的に水素化処理した時に生じる）は糖尿病発症の危険因子であり，逆に多価不飽和脂肪酸を多く含む植物油は予防因子である．また，炭水化物の構成などによって同じエネルギーの食品でも血糖上昇度が異なることが報告され，GI（glycemic index）として知られている．低GIを用いて立てた栄養計画が食後血糖値の急激な上昇に好影響を与え，心血管危険因子を減少させることを示唆するメタアナリシスもある[1]．

2 運動療法

　身体運動は，インスリン抵抗性の改善や内臓脂肪蓄積の減少などを介し，糖尿病の予防，治療に有用であり，その効果は，急性効果と長期効果に分けることができる．

　急性効果によるインスリン抵抗性改善の機序として，インスリンによらない筋

の糖取り込み促進がある．すなわち，運動によるAMPK（AMP-activated protein kinase）活性化を介した糖取り込みは，インスリン抵抗性状態の血糖値を低下させる．

長期効果の機序の一つとして，運動による4型糖輸送体（GLUT4）蛋白の増加が考えられている．長期的な身体運動により筋細胞におけるGLUT4蛋白が増加し，筋での糖取り込みが促進される．このGLUT4蛋白の増加はインスリン刺激による筋の糖取り込み能力を増加させ，インスリン抵抗性を改善する．さらに，内臓脂肪の減少が，脂肪細胞から分泌されるアディポネクチンの増加，およびTNF-α，レプチン，PAI-1などの「悪玉」サイトカイン減少を引き起こし，インスリン感受性が改善する可能性がある．また，長期間の運動によって筋肉量が増加し，基礎代謝が上昇することも関与していると考えられる[2]．

3 その他の生活習慣

喫煙は糖尿病発症危険因子であるとする報告が多い．習慣的な喫煙は腹部への脂肪蓄積を促進し，インスリン抵抗性を惹起することおよびインスリン分泌能への影響が指摘されている．糖尿病発症と睡眠時間との関連も検討されている．1日の睡眠6時間未満，6～8時間，8時間以上に区分すると，6時間未満の群で6～8時間群に較べIFG（impaired fasting glucose，100～125 mg/dL）になるリスクが4.56倍高いとの報告がある．不眠によるストレスがコルチゾールやカテコラミンを増加させ，血糖上昇と関連しているのかもしれない．

3 薬物による介入

代謝の異常で引き起こされる膵β細胞のアポトーシスによる進行性の減少が，2型糖尿病の基本病態であることが明らかになってきている．生活習慣病の代表である糖尿病の基本的治療が，食事・運動療法であることは論をまたない．しかし，「epidemic」という言葉があてはまるほどの勢いで増加の一途をたどりつ

つあるのが現状であり，生活習慣の改善を指導することのみに終始して薬物治療の導入を遅らせると，病態の進行をつねに後追いすることになり，それぞれの薬物の効果を十分に引き出せないまま使用することになる．

1 抗糖尿病薬による糖尿病の発症予防
α-グルコシダーゼ阻害薬

α-グルコシダーゼ阻害薬は消化管からの糖の吸収を遅延し，食後高血糖を抑制する薬剤であり，食後高血糖を改善することによって，昼間のインスリン追加分泌を軽減し，過剰負荷に起因する膵β細胞のストレスを低下させる．これらが2型糖尿病の発症抑制の機序として重要であると思われる[3]．

チアゾリジン薬

チアゾリジン薬はその標的分子である核内受容体PPARγに作用し，糖や脂質代謝を調節し，インスリン抵抗性の改善を介して血糖降下を発揮する薬剤である．インスリン感受性を増強することによってインスリンの必要量は低下し，膵β細胞の機能が維持されることが示唆されている[4]．

ビグアナイド薬

ビグアナイド薬は肝臓での糖の新生を抑制し，消化管からの糖の吸収抑制，末梢組織でのインスリン感受性を改善するなどさまざまな作用を有している．耐糖能異常から2型糖尿病への進展を抑制する可能性が示されており，早期からの使用を推奨する根拠となっている[5]．

2 その他の薬剤による糖尿病発症の予防の可能性
降圧薬

本態性高血圧を有する患者の半数以上にはインスリン抵抗性が存在すると考えられており，インスリン感受性を考慮して降圧薬を選択する必要がある．アンジオテンシン変換酵素阻害薬やアンジオテンシンⅡ受容体拮抗薬にはインスリン感

受性を改善する効果があり，いくつかの大規模試験でもレニン・アンジオテンシン（RA系）阻害薬が糖尿病発症を予防する結果が示されている[6]（しかし，これらの試験で示されたRA系阻害薬介入による新規糖尿病発症予防効果が，実際に良好な予後効果に結びついていないことには注意が必要であろう）。RA系阻害薬は細胞内のインスリンシグナル伝達に作用し，PI3-kinaseを活性化し，Akt/PKB活性化を介して糖取り込みを亢進させることなどが機序として考えられる。

文献

1) Opperman AM et al: Meta-analysis of the health effects of using the glycaemic index in meal-planning.Br J Nutr 92(3): 367-381, 2004
2) Li S et al: Adiponectin levels and risk of type 2 diabetes: a systematic review and meta-analysis. JAMA 302(2): 179-188, 2009
3) Stumvoll M et al: Type 2 diabetes: principles of pathogenesis and therapy. Lancet 365 365(9467): 1333-1346, 2005
4) Kawasaki F et al: Structural and functional analysis of pancreatic islets preserved by pioglitazone in db/db mice. Am J Physiol Endocrinol Metab 288(3): E510-518, 2005
5) Knowler WC et al; Diabetes Prevention Program Research Group: Reduction in the incidence of type 2 diabetes with lifestyle intervention or metformin. N Engl J Med 346(6): 393-403, 2002
6) Yusuf S et al: Candesartan in Heart Failure-Assessment of Reduction in Mortality and Morbidity Program Investigators. Effects of candesartan on the development of a new diagnosis of diabetes mellitus in patients with heart failure. Circulation 112(1): 48-53, 2005

2 脱・脳卒中のための生活習慣病克服の極意

2) 脂質代謝異常・肥満症

島村 浩平

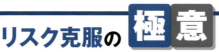

リスク克服の極意

❶ わが国に多い脳梗塞の予防には，スタチンによる脂質治療が効果的。
❷ 肥満はリスク因子の増悪を介して脳卒中をもたらす。
❸ 食事・運動療法への介入なしに肥満の克服なし。

1 脳卒中のリスク因子としての位置づけ

　高血圧，脂質異常症，糖尿病が代表的な動脈硬化疾患の危険因子であることは，現在医療者だけでなく一般にも広く知られている．内臓脂肪蓄積がこれら危険因子の増悪に強く関わることも理解されるようになり，肥満はメタボリックシンドローム（MetS）の一要素として管理・治療すべきものと考えられるようになった．
　動脈硬化性疾患の一つである脳卒中においても，無論これらリスク因子の管理が重要であるが，一口に脳卒中と言っても病型によりリスクが異なることが指摘されている．わが国においては，脳梗塞が脳卒中全体の約3/4と圧倒的に多

数を占めている．次いで脳出血が続き，くも膜下出血は比較的少ない．

　病型にかかわらず，高血圧は脳卒中最大のリスク因子である．一方，脂質異常症については高LDL，低HDLが脳梗塞，とくにアテローム血栓性脳梗塞およびラクナ梗塞において介入すべきリスクとなることが明らかになっているものの，脂質コントロールが出血性脳卒中の予防に有効な証拠がないことは知っておきたい．さらには，脂質異常症治療薬であるスタチンの使用，あるいはコレステロール低値と脳出血の増加が示唆されたメタ解析すらあるが，この結果については賛否両論あるのが現状である．ただし，脳梗塞やほかの心血管病予防に対する有効性が明らかであることからも，スタチンの治療を避ける理由はないと考えられる．

　肥満すなわちBMI（body mass index）の高値と脳心血管病による死亡リスク上昇との相関が複数の報告で認められているが，BMIと脳卒中の発症率は必ずしも相関しないことがわかっている．現在では体重の増加量そのものよりも，内臓脂肪の過剰蓄積が動脈硬化を進行させ，脳心血管病の発症をもたらすと考えられている．内臓脂肪量はCTにより推定可能であるが，近年では腹囲周径と臨床症候から診断可能なMetSが内臓脂肪蓄積と同義に使われることが多い．現在わが国では**表1**に示した基準でMetS診断がなされるが，世界的には複数の診断基準が混在しており，MetSと一口に言っても示すものが若干異なる．だが，いずれの基準で定義されたMetSであっても，冠動脈疾患や脳卒中といった，脳心血管病発症リスクとの関連が確かめられている．また肥満は睡眠時無呼吸症候群（SAS）とも関連し，SASは血圧上昇や脳卒中発症との関連が指摘されている．肥満の解消に取り組むことによって，これらの改善も期待できる．

2　リスク管理の実際

　2015年4月に，日本内科学会をはじめとする日本の11学会および関連団体が，総合的な血管病管理指針である『脳心血管病予防に関する包括的リスク管理

表 1 脂質異常症，肥満の診断および管理目標

	脂質異常症
診断	LDL-C≧140mg/dL HDL-C<40mg/dL 空腹時TG≧150mg/dL Non HDL-C≧170mg/dL うちいずれかに該当 ※角膜輪，アキレス腱肥厚，皮膚黄色腫の有無を確認
管理目標	リスクに応じて3グループに分類する {リスク表} 注1：個々の状態に応じて個別に管理目標を立てる。 ※リスク因子：喫煙，高血圧，低HDL-C，家族歴，耐糖能異常 ※糖尿病，CKD，脳卒中の既往，末梢動脈疾患の合併は常に高リスクと判断する HDL-C≧40mg/dL, TG<150mg/dL LDL-Cに関しては 　低リスク：LDL-C<160mg/dL (non HDL-C<190mg/dL) 　中リスク：LDL-C<140mg/dL (non HDL-C<170mg/dL) 　高リスク：LDL-C<120mg/dL (non HDL-C<150mg/dL)

	保有リスク因子	40-59歳	60-74歳	75歳以上
男性	1個	中リスク	高リスク	注1
男性	2個以上	高リスク	高リスク	注1
女性	1個	低リスク	中リスク	注1
女性	2個以上	中リスク	高リスク	注1

チャート』およびその解説文を，共同で作成し公開した[1]。これは一次予防，二次予防をまたいだ，脳心血管病全般の予防を考慮した包括的な指針である。脳卒中を含め動脈硬化性疾患は，同時多発的に領域をまたいで合併しやすいため，脳卒中単独でのエビデンスを念頭に置きつつ，基本的には当指針に沿っ

肥満
(メタボリックシンドロームの診断基準) ウエスト周囲径 　男性85cm以上, 女性90cm以上 　　かつ a. TG≧150mg/dLかつ/またはHDL-C＜40mg/dL b. 収縮期血圧≧130mmHgかつ/または拡張期血圧≧85mmHg c. 空腹時血糖≧110mg/dL a-cのうち2項目以上を満たす
体重3〜5%減による高血圧, 糖尿病, 脂質異常症の改善

(文献1より引用, 一部改変)

た管理が妥当であろう。**表1**にその抜粋を示す。

1 脂質異常症治療の目標

　先に述べたように, 高LDLコレステロール(LDL-C)と低HDLコレステロー

ル（HDL-C）は，脳梗塞の発症リスクを高めると考えられている。脳卒中予防のための真に妥当な管理目標値は不明であるが，現状では『動脈硬化性疾患予防ガイドライン2012年版』に準じた管理，治療が推奨されている。年齢および合併リスク数により管理カテゴリーが分かれるが，いずれもLDL-Cもしくはnon HDL-Cを目標値まで低下させることが目標となる。低HDL-Cは共通して40mg/dL以上が目標となる。

　実際の治療介入は食事療法と運動療法を二本柱とした生活習慣の改善が基本であり，不十分であれば必要に応じて薬物療法の追加を検討する。数々の臨床試験によってスタチンの脳梗塞予防効果は確立されているため，第一選択薬はスタチンを使用するのが妥当である。スタチン以外の脂質異常症治療薬としては，小腸コレステロールトランスポーター阻害薬や，レジンの併用が考えられるが，これらの薬剤自体には脳卒中の予防効果は証明されていない。また，エイコサペンタエン酸（EPA）は，わが国で行われたJELISにおいて，スタチンに上乗せした場合の脳卒中二次予防効果が示されている。EPA自体はHDLやLDLをほとんど変化させないものの，脳卒中予防を考えた場合，一考に値する薬剤である。

2 肥満治療の目標

　おもに欧米で用いられているWHOの基準では，BMI≧25をoverweight，BMI≧30をobesityと定めているが，わが国では日本人の体格や肥満の現状を考慮して，日本肥満学会が提案するBMI≧25を肥満としている。ただし，治療目標はBMI＜25ではないことは強調しておきたい。とくに高度の肥満がある患者にとっては，BMI＜25を目指すことは非常に難しく，危険ですらあるかもしれない。そして，脳心血管病予防の観点から言えば，肥満治療の目的は体重の減少そのものではなく，脳心血管イベントの増加をもたらすであろう内臓脂肪の減少である。わが国では2008年からの特定健診によって，MetS，すなわち内臓脂肪過剰蓄積者のスクリーニングが行われるようになった。その対象者への生活指導効果を検討した研究では，2〜4％の体重減少でも糖尿病，脂質異常症，高血

圧の改善が報告されており，これらの報告などを背景に，現状では肥満治療の目標として3〜5%の体重減少（による高血圧，糖尿病，脂質異常症の改善）が推奨されている。

肥満症に対しても長らく治療薬の開発が進められてきたものの，十分な効果と安全性を兼ね備えた薬はいまだ存在しない。外科治療のオプションもあるが，侵襲的な治療であるうえに根本的な解決をもたらすものではなく，長期的リスク，ベネフィットが不明であるため，基本的には適応は高度の肥満（BMI≧35）や肥満の合併疾患治療に必要な場合に限られている。このため，実際の治療は肥満を有するに至ったライフスタイルの改善，すなわち，食事・運動療法のアプローチが必須である。十分な効果を得るためには生活習慣の改善を継続する必要があり，医師-患者の二者の取り組みでは不十分かもしれない。看護師，管理栄養士など他の医療スタッフの協力，患者の近親者の協力，家庭・職場環境の整備など患者を取り巻く環境の改善も考える必要があり，これが実際の治療が難しい一因であろう。

3 避けて通れない非薬物療法

肥満は食事・運動療法を避けて治療することはできず，それは脳心血管病の原因となる生活習慣病においても同様である。安易に薬物療法に依存して，ライフスタイルの改善をおざなりにしてしまえば，短期的な検査値の改善が得られたとしても，長期的には肥満やMetSの増悪から生活習慣病がより悪化する可能性が高い。

1 食事療法

合併する生活習慣病により詳細は異なるものの，総エネルギー量の過剰摂取を避け，三大栄養素（炭水化物，蛋白質，脂肪）をバランス良く摂取し，野菜や果物を適量摂取することが共通する基本的考え方である。近年，エネルギー制

限の手段として糖質制限を重要視する考え方もあるが，必ずしも一般的な見解ではない。最新の研究でも糖質制限の効果が疑問視されており，カロリーを摂取する方法よりも総カロリー摂取量の制限のほうが重要であることが示唆されている[2]。まずは個々人で継続しやすいカロリー制限を続けていくことが大切である。そのためにも客観的なカロリー摂取量の評価が必要であり，少なくとも一度は専門的知識を基にした栄養指導を行うことが望ましい。

2 運動療法

中等度以上の有酸素運動を中心に，定期的に毎日30分以上を目標に行うことが推奨されている。

中強度以上とは代謝等量METsを用いた場合，3METs以上に該当するものを指す。運動量はエクササイズ(Ex)＝METs×時間で表すことができ，つまり1.5Ex/日以上の運動が推奨されている。日常生活活動がどの程度の運動強度であるかについては，国立健康・栄養研究所から発行されている「身体活動のメッツ(METs)表」[3]が参考になるが，歩行や自転車での移動，一般的な家事がどの程度の活動量に該当するのかを**表2**に抜粋した。積極的に運動を行う時間がとれない場合でも，たとえば自動車やエレベーターをなるべく使わないだけでも，現在の生活に1.5Ex/日を「追加する」ことは可能であろう。2012年に厚生労働省によって策定された「健康日本21」では，1日の歩行歩数について，65歳未満では男性9,000歩/日，女性8,500歩/日が目標とされており，これも運動量の目安になると思われる。

いずれにしろ，患者の現在の活動レベルと達成すべき運動量を客観的に評価し，理解してもらうことが重要である。そのためのツールとしては，先に挙げたMETs表や，従来から市販されている歩数計，また近年では活動量を推定する活動量計や，スマートフォンに搭載された歩数計アプリなども利用可能である。患者それぞれ理解力や体力，生活環境は異なっており，診療を行う側の体制も一様ではない。一律の指導ではうまくいかないことは明白であり，個々人に合わせた具体的な目標設定とそのフィードバックの継続を忘れないようにしたい。

表2 家事や移動による身体活動の強度

METs	歩行	自転車	家事
1.8	立位の維持		
3	普通の歩行(15分/km) 犬の散歩		
4	通勤・通学歩行 ゆっくり階段を登る	通勤,レジャー (約16km/時未満)	2~5METs 家事全般 3~6METs 庭仕事全般 5~7METs 除雪
5	急ぎ足歩行(約9分30秒/km)		
6	ジョギング(約9分30秒/km)		
7			
8	ジョギング(約7分30秒/km)	レジャー(約21km/時)	
9	急いで階段を登る		
10	ランニング (約6分/km)	レース・レジャー (約24km/時)	

※3METs以上の項目については,小数点以下を四捨五入している
METs: 安静座位でのエネルギー消費を1とした場合に,その何倍のエネルギー消費が必要かを表す運動強度の単位.
エクササイズ(Ex): 運動強度METsと運動時間の積(METs・時)

(文献3より引用,一部改変)

文献

1) 脳心血管病予防に関する包括的リスク管理チャート.脳心血管病予防に関する包括的リスク管理チャートについて.日内会誌 104(4), 2015
   http://www.naika.or.jp/info/crmcfpoccd/
2) Hall KD et al: Calorie for Calorie, Dietary Fat Restriction Results in More Body Fat Loss than Carbohydrate Restriction in People with Obesity. Cell Metab 22(3): 427-436, 2015
3) 身体活動のメッツ(METs)表
   http://www0.nih.go.jp/eiken/programs/program_kenko.html

2 脱・脳卒中のための生活習慣病克服の極意

3) CKD

中川 直樹

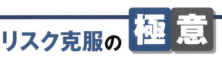

リスク克服の **極意**

❶ 早期発見には検尿とeGFRの測定が重要。
❷ 適切な降圧で尿蛋白の減少・正常化を図る。
❸ 合併する各種危険因子の集約的管理が重要。

1 心血管リスクとしてのCKD

1 増え続ける末期腎不全患者数

　わが国における維持透析患者数は，2014年末には約31.9万人と増加の一途をたどっており[1]，かかる医療費も約1兆5千億円（国民総医療費の約4％）に達している。人口100万人あたりの患者数（頻度）は約2,500人であり，台湾に次いで世界第2位となっている。その主要な原因疾患は，糖尿病性腎症，慢性糸球体腎炎，腎硬化症をはじめとする慢性腎臓病（chronic kidney disease: CKD）である。このCKD患者数は約1,330万人と推定され，日本人成人の8人に1人に相当し，国民病とも言える状態にある[2]。

2 CKDの定義と意義

CKDとは，慢性に経過する腎疾患や腎臓の障害を，慢性糸球体腎炎・糖尿病性腎症・慢性腎不全など従来の疾患分類とは別に，腎障害の存在と糸球体濾過量（glomerular filtration rate: GFR）に基づいて，末期腎不全や心血管疾患のリスクとして包括的に捉えようとする疾患概念である[3]。このような概念が生まれた背景には，①近年，食生活の欧米化にともない，糖尿病，高血圧，肥満，脂質異常症，メタボリックシンドロームなどの生活習慣病が増加し，透析を必要とする末期腎不全患者の増加も顕著で医療経済を圧迫していること，②CKDは末期腎不全への進行リスクであるとともに心血管障害の発症リスクでもあること，③CKDの有病率が予想以上に高く，今後も増加することが危惧されること，④早期発見によってCKDの進展予防，治療が可能であること，などがある。

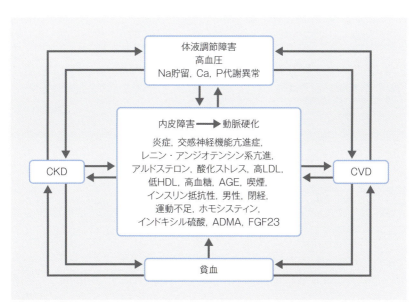

図 1 心腎連関

AGE: 終末糖化産物　　ADMA: 非対称性ジメチルアルギニン　　FGF23: 線維芽細胞増殖因子23
体液調節障害，内皮障害による動脈硬化，貧血が悪循環をきたす。

（文献2より引用）

表1 CKDの重症度分類

原疾患	蛋白尿区分		
糖尿病	尿アルブミン定量(mg/日) 尿アルブミン/Cr比(mg/gCr)		
高血圧 腎炎 多発性嚢胞腎 移植腎 不明 その他	尿蛋白定量(g/日) 尿蛋白/Cr 比(g/gCr)		
GFR区分 (mL/分/1.73m²)	G1	正常または高値	≧90
	G2	正常または軽度低下	60～89
	G3a	軽度～中等度低下	45～59
	G3b	中等度～高度低下	30～44
	G4	高度低下	15～29
	G5	末期腎不全(ESKD)	<15

重症度は原疾患・GFR区分・蛋白尿区分を合わせたステージにより評価する。CKDの重症度は死亡，末期腎不全，心血管死亡発症のリスクを■のステージを基準に，■，■，■の順にステージが上昇するほどリスクは上昇する(KDIGO CKD guideline 2012を日本人用に改変)。

(文献2より引用)

　CKDとCVD(cardiovascular disease: CVD)は，高血圧，糖尿病，脂質代謝異常，メタボリックシンドロームなど共通の危険因子を有することが多く，レニン・アンジオテンミン・アルドステロン(RAA)系や交感神経活性が亢進し，さらに酸化ストレスや炎症の亢進をきたす(**図1**)[2]。腎機能はGFR 60mL/分/1.73m²未満で死亡，CVDの発症リスクとなり，GFRが低下すればするほど相対リスクは高くなる。蛋白尿もまたCVDの独立した危険因子であり，蛋白尿の増加に従ってCVDのリスクは高くなる(**表1**)[2]。この相対リスクは尿アルブミン/クレアチニン比で評価するが，検尿試験紙でも同等に評価できる。糖尿病や高血圧を原因とするCKD患者では，腎炎を原疾患とするCKD患者よりもCVD発症の

A1	A2	A3
正常	微量アルブミン尿	顕性アルブミン尿
30未満	30〜299	300以上
正常	軽度蛋白尿	高度蛋白尿
0.15未満	0.15〜0.49	0.50以上

リスクが高いため，より厳格な管理が必要となる．

3 CKD 患者は心房細動の有病率が高く，心原性脳塞栓症が多い

　CKD患者は高齢者に多く，心原性脳塞栓症の頻度も高いことが報告されてきた．われわれの検討でも，CKD合併急性期脳卒中患者では，CKD非合併群に比べ心房細動の保有率が有意に高く(31.4% vs 15.1%)，そのため心原性脳塞栓症の頻度が高いと考えられる結果が得られた(**図2A**)[4]．CKDでは高血圧と脈波伝播速度(pulse wave velocity: PWV)などの動脈硬化度の上昇が圧負荷増大の原因となり(**図2B**)[5]，一方，水・ナトリウム貯留，および貧血

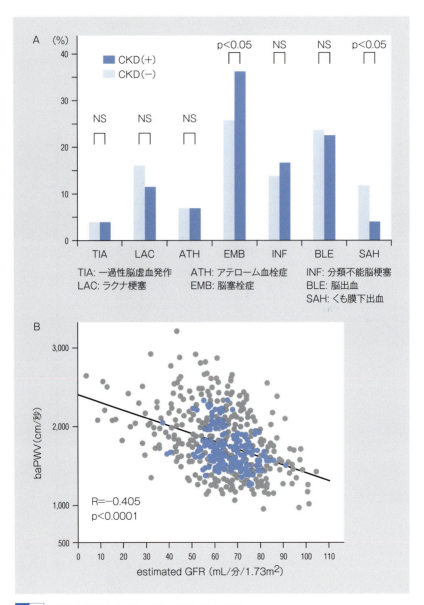

図2 CKDと脳卒中病型およびbaPWVとの関係

A: CKD合併急性期脳卒中患者では心原性脳塞栓症が有意に多い。
B: eGFRとbaPWVは有意な負の相関を認める。

が容量負荷増大の原因となるためCKD患者は体液貯留傾向にあり，血圧コントロールの難しさが心房細動の有病率の高さにつながっていると考えられる。

2 CKD管理のポイント

1 患者治療のポイント

　CKD患者は，高血圧や血圧日内変動異常などの心血管危険因子を高頻度に合併し，心血管病のリスクが高いため，早期発見がきわめて重要である。『高血圧治療ガイドライン2014』(JSH 2014)[6]では，JSH 2009と同様にすべての高血圧患者に対して検尿と推算GFR(eGFR)算出を行い，CKDの早期発見に努めることを推奨している。

　CKDを合併する高血圧患者の降圧療法の目的は，降圧により腎障害の進展を抑制するとともに，心血管病の発症・再発を予防すること(脳心腎同時保護)である。重要なポイントとなる，「降圧目標の達成」，「尿蛋白(尿アルブミン)の減少・正常化」が目指されることから，多くの場合，臓器保護作用が期待されるRA系阻害薬を中心とした多剤併用療法が必要となる(第3章-3参照)。

2 脂質異常症の管理

　脂質異常症はCKDの発症と進行，CVD発症の危険因子であり，治療によりCKDの進行抑制とCVDの発症予防が期待できる。まずは食事療法や運動療法などの生活改善が優先される。薬物療法として，スタチンは腎機能低下時にも用量調節が必要でないものが多いが，横紋筋融解症の危険性が高くなるため注意を要する。エゼチミブ併用療法によりCVDの発症抑制効果が期待されるが，フィブラート系薬剤の併用は横紋筋融解症のリスクが増大するため，原則的には併用しない。目標値はLDL-C 120 mg/dL 未満で，さらに可能であればLDL-C 100 mg/dLを管理目標とする。『動脈硬化性疾患予防ガイドライン2012年版』でもCKDの存在は高リスク群となり，LDL-C 120 mg/dL 未満が目

標とされている[7]。

3 腎性貧血の管理

eGFR60未満では腎からのエリスロポエチンの産生低下，尿毒症性物質による造血障害，赤血球寿命の低下から腎性貧血が見られる。ほかの貧血の原因検索も行い，腎性貧血に対してはHb 10g/dL以下で赤血球造血刺激因子（erythropoiesis stimulating agent: ESA）の投与を開始する。目標値は原則10〜11g/dL（減量・休薬基準12g/dL）だが，活動性の高い若年者では11〜12g/dL（同13g/dL）とする[8]。高Hb目標群では腎予後・生命予後・心血管イベントに対する有効性は証明されておらず，かえって予後が不良であったランダム化介入試験[9]の成績から，13g/dL以上に意図的に増加してはならない。

3 CKD対策には病診連携，多職種ケアチームによる管理が重要

CKD対策は，末期腎不全を減らすこともさることながら，脳卒中を含めたCVD対策としても重要であることを認識し，一般医と腎臓内科医・透析医のみならず，循環器内科医との密なる連携のもとに，診療や治療が行われることが望まれる。糖尿病，高血圧，脂質異常症，肥満，喫煙および貧血などのCKD悪化因子を把握し，その治療と是正に努める必要があるため，医師のみならず看護師，保健師，管理栄養士，薬剤師など多職種ケアチームによる管理が推奨される。また，必要に応じてライフスタイルに介入し，透析導入前の早期から，CVDの危険因子を厳格にコントロールすることが重要である。

文献

1) 日本透析医学会統計調査委員会編：図説 わが国の慢性透析療法の現況（2014年12月31日現在）．東京，日本透析医会，2014
2) 日本腎臓学会編：CKD診療ガイド2012．東京，東京医学社，2012
3) Sarnak MJ et al: Kidney disease as a risk factor for development of cardiovascular disease: a statement from the American Heart Association Councils on Kidney in Cardiovascular Disease, High Blood Pressure Research, Clinical Cardiology, and Epidemiology and Prevention. Circulation 108: 2154-2169, 2003
4) Chinda J et al: Impact of decreased estimated glomerular filtration rate on Japanese acute stroke and its subtype. Intern Med 51(13): 1661-1666, 2012
5) Nakagawa N et al: A newly estimated glomerular filtration rate is independently associated with arterial stiffness in Japanese patients. Hypertens Res 31(2): 193-201, 2008
6) 日本高血圧学会高血圧治療ガイドライン作成委員会編：高血圧治療ガイドライン2014（JSH 2014）．東京，ライフサイエンス出版，2014
7) 日本動脈硬化学会編：動脈硬化性疾患予防ガイドライン2012年版．東京，日本動脈硬化学会，2012
8) 2008年版 慢性腎臓病患者における腎性貧血治療のガイドライン．東京，日本透析医会，2008
9) Pfeffer MA et al: A trial of darbepoetin alfa in type 2 diabetes and chronic kidney disease. New Engl J Med 361(21): 2019-2032, 2009

2 脱・脳卒中のための生活習慣病克服の極意

4) 睡眠時無呼吸

長内 忍

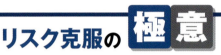

リスク克服の極意

❶ いびき，眠気が睡眠時無呼吸の早期診断の手がかり。
❷ 脳卒中発症後に合併する睡眠時無呼吸は予後を悪化させる。

1 睡眠時無呼吸と脳卒中の関係

1 種類と分類

「睡眠時無呼吸」とは睡眠中に発生するさまざまな生理的・病的要因によって，口・鼻の気流が停止する状態である。完全に気流が停止する「無呼吸」以外にも，換気量が制限されて低酸素血症や睡眠の中断をもたらす「低呼吸」も，さまざまな全身への悪影響をもたらすことが知られている。また，無呼吸・低呼吸は，その発生メカニズムから睡眠中に上気道の閉塞によって生じる閉塞性のタイプと，呼吸中枢からの出力が周期的に停止する中枢性のタイプに分類される。かつては，おもに閉塞性イベントが起こる場合を閉塞性睡眠時無呼吸症候群（OSA），中枢性イベントが起こる場合を中枢性睡眠時無呼吸症候群

(CSA)と分類したが,その後,睡眠に関連した呼吸障害を呈する疾患群を「睡眠呼吸障害」とまとめるようになった[1]。

2 睡眠呼吸障害の全身への影響

睡眠呼吸障害では,呼吸が10秒以上停止する無呼吸イベントや,1回換気量が制限されて低酸素血症や短時間の覚醒反応をもたらす低呼吸イベントが,睡眠中に頻回に繰り返される。このようなイベントは,睡眠を分断して睡眠の質と量の低下をもたらす。近年,睡眠不足は単に神経活動への悪影響にとどまらず,全身性炎症,酸化ストレス,自律神経障害などを介して全身に影響を与えることが示されている。このような病態が循環器系,代謝系,免疫系に障害を引き起こし,心血管イベントを引き起こしていると考えられている(**図1**)。また,脳卒中などの心血管イベント発症が睡眠呼吸障害を悪化させることも知られており,早期の診断と治療介入が重要である。

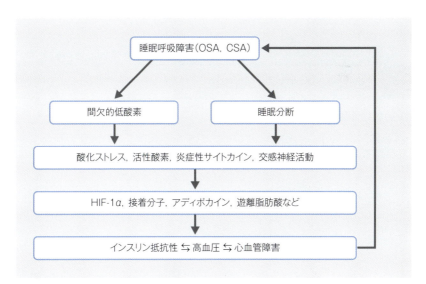

図 1 睡眠呼吸障害の全身への影響

HIF: 低酸素誘導因子

3 睡眠呼吸障害は脳卒中の重要な危険因子

　OSAの主要な症候であるいびきは，虚血性脳卒中の独立した危険因子であることが知られており，OSAを合併するさまざまな関連危険因子調整後のハザード比は1.97と報告されている[2]。同様の報告も多数なされており，睡眠呼吸障害は脳卒中発症の重要なリスクとして広く認知されている。また，睡眠呼吸障害は，高血圧発症にも関与することが示されている。たとえば，夜間の動脈血酸素飽和度が10％低下することで，体血圧が13％上昇すると言われている[3]。高血圧は脳卒中の最大の危険因子であり，睡眠呼吸障害は直接および間接的に，脳卒中の発症に関与していると考えられている。

　一方，脳血管障害発症後にCSAやチェーン・ストークス呼吸（CSB）を呈する場合がある。このような睡眠呼吸異常の併発は，呼吸中枢の機能障害や化学受容体の感受性の変化などのほかに，合併症としての心不全の悪化などが関与している。CSAやCSBによる自覚症状は強くない場合が多いが，二次的に起こる低酸素血症や睡眠障害は病態を悪化させる可能性があり，適切な対応が必要である[1]。

2　睡眠呼吸障害の診断

1 発症の原因

　CSAでは，心不全などの循環器系疾患や脳卒中などの中枢神経疾患が多い。OSAでは上気道の狭小化をきたす病態・疾患が挙げられるが，小児に多い扁桃肥大による上気道狭窄は成人には稀であり，肥満による軟部組織の増加によるものが多い。しかし，わが国ではOSA患者のなかで非肥満者が20～30％を占めることが指摘されている。これは，ほかの人種と比べて，頭蓋顔面骨における上気道を含む空間の容積が小さいため，肥満がなくても上気道が狭窄しやすいことが原因であると言われている。また，加齢や閉経後の女性ホルモンの減少によっても，上気道周囲の筋肉の緊張が低下して，OSAの発生頻度が高

まることも指摘されている。

2 症状

OSAの三大症状は，いびき，ベッドパートナーによる睡眠中の呼吸停止の指摘，日中の過剰な眠気である。そのほかにも，熟眠感の欠如，起床時の頭重感，倦怠感，夜間頻尿，インポテンスなど多彩な症状を呈する。眠気の主観的尺度については，エプワース眠気スケール（ESS）が一般に用いられる。11点以上を過剰な眠気あり，16点以上は重症と判定する。CSAに関しては自覚症状が乏しい場合が多いが，不眠や心不全に合併した夜間の呼吸困難などを訴える場合もあり注意が必要である。

3 スクリーニング検査と確定診断

臨床症状や身体所見から睡眠呼吸障害が疑われた場合，経皮動脈血酸素飽和度（SpO_2）測定装置，または簡易無呼吸診断装置によるスクリーニング検査が行われる。簡易無呼吸診断装置は多くの機器が上市されているが，診療報酬で認められるためには，鼻気流，いびき音，パルスオキシメータによるSpO_2の3項目を測定できることが必須条件となっている。これらの測定項目から解析ソフトウェアにより無呼吸低呼吸指数（AHI）とSpO_2の低下程度を算出し，睡眠呼吸障害が疑わしい場合に，終夜睡眠ポリグラフ検査（PSG）を経て確定診断を行うのが通常の手順である。診断手順のアルゴリズムは各種ガイドラインに譲るが，スクリーニング検査で睡眠呼吸障害が強く疑われた時点で，診断や治療介入には各科の専門医との連携が必要な場合が多い[1]。

3　OSAに対する治療介入と脳卒中の予防効果

OSA患者を対象にした10年間の追跡研究では，経鼻持続陽圧換気療法（CPAP）を受けていない重症OSA患者は，健常人と比較して，致死的および

非致死的心血管イベント(心筋梗塞と脳卒中)のリスクが,ほかのリスク因子とは独立して約3倍高かった[4]。CPAP治療によりこのリスクは低下していることから,治療介入が有用であることが示唆されている。

一方,脳卒中発症2カ月後に睡眠ポリグラフを行った95人を対象とした研究において,中等度以上($AHI \geq 20$)の睡眠時無呼吸は51人にみられた。そのうち,CPAP療法を良好に導入できた群は15人であったが,残りの36人はCPAPを導入できなかった。血管イベントの新規発症頻度は,CPAP導入群では6.7%,CPAP導入不成功群では36.1%と,CPAPが導入できないことによる血管イベントの新規発症のオッズ比は,5倍以上に高まることが示されている[5]。また,脳卒中にOSAを合併した患者にCPAPを導入し,5年間予後を追跡した検討では,CPAPを導入できなかった患者の死亡リスクは,コントロール群($AHI<20$)と比較して2.69倍,CPAPを継続した中等度以上のOSA群と比較して1.58倍で,軽症OSA群($AHI 10〜19$)とCPAP継続群の死亡リスクに差はなかったとされている[6]。これらの臨床研究から,脳卒中発症後のOSAに対する治療介入は,予後の改善にきわめて重要であることが示された。OSAを軽症レベル以下にコントロールすることが,血管イベントを抑えて死亡リスクを減少させるために必要である。

4 治療後の問題点

一方,脳卒中発症後にPSGで診断した重症OSAに対して,CPAP療法を導入した検討ではCPAP治療のコンプライアンスはきわめて不良で,治療効果の主要エンドポイントである身体機能の改善,神経学的所見,眠気は改善が見られなかった[7]。脳卒中の急性期患者では,身体的・精神的変調によりCPAP治療のコンプライアンスがきわめて悪いことが知られており,OSAを合併した脳卒中患者では,OSA治療を継続するための工夫とともに,心血管リスク因子の厳重な治療・管理を行う必要がある[1]。

文献

1) 循環器領域における睡眠呼吸障害の診断・治療に関するガイドライン
   http://www.j-circ.or.jp/guideline/pdf/JCS2010,momomura.h.pdf
2) Yaggi HK et al: Obstructive sleep apnea as a risk factor for stroke and death. N Engl J Med 353(19): 2034-2041, 2005
3) Lavie P et al: Obstructive sleep apnoea syndrome as a risk factor for hypertension: population study. BMJ 320(7233): 479-482, 2000
4) Marin JM et al: Long-term cardiovascular outcomes in men with obstructive sleep apnoea-hypopnoea with or without treatment with continuous positive airway pressure: an observational study. Lancet 365(9464): 1046-1053, 2005
5) Martínez GMA et al: Continuous positive airway pressure treatment in sleep apnea prevents new vascular events after ischemic stroke. Chest 128(4): 2123-2129, 2005
6) Martínez-García MA et al: Continuous positive airway pressure treatment reduces mortality in patients with ischemic stroke and obstructive sleep apnea: a 5-year follow-up study. Am J Respir Crit Care Med 180(1): 36-41, 2009
7) Hsu CY et al: Sleep-disordered breathing after stroke: a randomised controlled trial of continuous positive airway pressure. J Neurol Neurosurg Psychiatry 77(10): 1143-1149, 2006

2 脱・脳卒中のための生活習慣病克服の極意

5) 飲酒・喫煙

太田 久宣

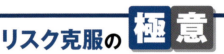

❶ 過度の飲酒は禁止。
❷ 喫煙の危険性を理解。
❸ 受動喫煙も考慮した禁煙環境の形成。

1 飲酒

 『脳卒中治療ガイドライン2015』によると，脳卒中予防のためには大量の飲酒を避けることが推奨されている[1]。脳出血やくも膜下出血といった，出血性脳卒中の発症率と飲酒量との間には，直線的な正の相関が指摘されている。一方，脳梗塞などの虚血性脳卒中の発症率との間には，Jカーブ現象の存在が指摘されており，少量から適量の飲酒量では虚血性脳卒中の発症率は低下するが，大量の飲酒を行うと発症率は上昇する[2]。少量の飲酒が脳梗塞の発症率を低下させる機序としては，プロスタサイクリンの増加やHDLの増加，フィブリノーゲンの低下，血小板凝集能の抑制などが報告されている。飲酒による脳梗塞発症の機序としては，心房細動などの不整脈・心筋障害による心機能の低下・睡眠時無呼吸などにより，心原性脳塞栓症や動脈原性塞栓症が誘発されると考え

られている。最近のメタ解析によると，飲酒量が少なくても心房細動の発症率は変わらないとされており（**図1**），少量の飲酒であっても心原性脳塞栓症には注意する必要がある[3]。また大量飲酒の際には飲酒前と比較して有意な血圧や脈拍の上昇が認められ，こうした血圧の変動が虚血性，出血性双方の脳卒中発症の一因になり得ると考えられる。さらに飲酒による肝機能障害が凝固因子やコレステロールの低下を招き，出血性脳卒中を起こしやすくすることも想定される。わが国におけるJapan Public Health Center-Based Prospective Study on Cancer and Cardiovascular Disease（JPHC）によると，1日平均3合以上の飲酒における相対危険度は，全脳卒中1.68倍，出血性脳卒中2.64倍と報告されており[4]，脳卒中発症予防の観点からは，1日1合未満（エタノール換算20g）の飲酒にとどめることが推奨される。

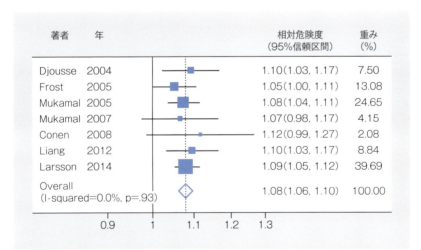

図1 1日1飲酒（エタノール12g相当）増加ごとの心房細動発症の相対危険度

心房細動発症の相対危険度は各試験において1日1飲酒（エタノール12g相当）増加ごとの数値。正方形は試験ごとのおおよその相対危険度（サイズは統計学的重み付け）を示す；水平線は95％信頼区間を示す；ひし形は全体としての相対危険度と95％信頼区間を示す。

（文献3より引用，一部改変）

2　喫煙

　喫煙もまた脳卒中の危険因子であることが報告されており[5]，とくに脳梗塞やくも膜下出血の重要な危険因子である。脳卒中の発症リスクは喫煙本数が増えるごとに増大し，禁煙により発症リスクは低下する。前出のわが国でのJPHCによると，喫煙による相対危険度は男性で全脳卒中1.34倍，脳梗塞1.66倍，くも膜下出血4.03倍であり，女性では全脳卒中1.97倍，脳梗塞1.44倍，くも膜下出血2.67倍であった[6]。喫煙による脳卒中発症のメカニズムとしては，ニコチンの交感神経系への刺激による一過性の血圧上昇や酸化ストレスによる血管内皮傷害，動脈硬化の進展などの機序のほか[7]，心房細動の発症を増加させるとの報告もみられる[8]。また，受動喫煙が脳卒中の発症リスクとなることも報告されており[9,10]，患者本人のみならず，同居家族や職場への指導も考慮して，禁煙環境を形成していくことが重要である。

文献

1) 日本脳卒中学会 脳卒中ガイドライン委員会編：脳卒中治療ガイドライン2015，東京，協和企画，2015
2) Camargo CA Jr: Moderate alcohol consumption and stroke. The epidemiologic evidence. Stroke 20(12): 1611-1626, 1989
3) Larsson SC et al: Alcohol consumption and risk of atrial fibrillation: a prospective study and dose-response meta-analysis. J Am Coll Cardiol 64(3): 281-289, 2014
4) Iso H et al: Alcohol consumption and risk of stroke among middle-aged men: the JPHC Study Cohort I. Stroke 35(5): 1124-1129, 2004
5) Wolf PA et al: Cigarette smoking as a risk factor for stroke. The Framingham Study. JAMA 259(7): 1025-1029 1988
6) Mannami T et al: Cigarette smoking and risk of stroke and its subtypes among middle-aged Japanese men and women: the JPHC Study Cohort I. Stroke 35(6): 1248-1253, 2004
7) 太田久宣，長谷部直幸：喫煙が高血圧を招いているのか？ Life Style Medicine 4(2): 106-112, 2010
8) Chamberlain AM et al: Smoking and incidence of atrial fibrillation: results from the Atherosclerosis Risk in Communities (ARIC) study. Heart Rhythm 8(8): 1160-1166, 2011
9) Bonita R et al: Passive smoking as well as active smoking increases the risk of acute stroke. Tob Control 8(2): 156-160, 1999
10) You RX et al: Ischemic stroke risk and passive exposure to spouses' cigarette smoking. Melbourne Stroke Risk Factor Study (MERFS) Group. Am J Public Health 89(4): 572-575, 1999

3 脱・脳卒中のための血圧管理の極意（一次予防）

1) 高齢者高血圧

佐藤 伸之

予防降圧の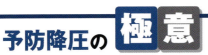

❶ 虚弱を含む個別性への配慮が基本。
❷ 忍容性を見て140/90mmHg未満を目標に緩徐に降圧。
❸ RA系阻害薬，Ca拮抗薬，利尿薬はいずれも有用。

1 降圧目標

■1 「The lower, the better」から目標値緩和へ

　高血圧治療では，確実な降圧治療を行うことが，心血管イベント抑制において最も重要である。とくに脳卒中予防は「the lower, the better」のコンセプトで推し進められてきた。一方，英国NICE 2011のガイドラインでは，ACCORD，INVESTなどにおける積極的降圧薬治療が，脳卒中リスクを減少させるが心筋梗塞などほかのイベント抑制には必ずしも結びつかないとの解釈から，降圧目標値は原則140/90mmHg，80歳以上では150/90mmHgと設定された。このことを皮切りに，世界のガイドラインの降圧目標値が緩和されることとなった。

表 1 高齢高血圧患者の大規模臨床試験における登録時血圧

大規模臨床試験名	登録基準 収縮期血圧 (mmHg)		拡張期血圧 (mmHg)	平均血圧 収縮期血圧 (mmHg)	拡張期血圧 (mmHg)
EWPHE	160-239	or	90-119	183	101
Coope and Warrender	>170	or	>105	196	99
SHEP	≧160	and	<90	170	77
STOP	≧180	or	≧105	195	94
MRC elderly	160-209	and	<115	185	91
Syst-Eur	160-219	and	<95	174	85
Syst-China	160-219	and	<95	171	86
SCOPE*	160-179	or	90-99	166	90
HYVET	160-199	and	<110	173	91
JATOS	≧160	and	<420	171	89

EWPHE: European Working Party on High Blood Pressure in the Elderly trial, HYVET: Hypertension in the Very Elderly Trial, JATOS: Japanese Trial to Assess Optimal Systolic Blood Pressure in Elderly Hypertensive Patients, MRC elderly: Medical Research Council trial of treatment of hypertension in older adults, SCOPE: Study on Cognition and Prognosis in the Elderly, SHEP: Systolic Hypertension in the Elderly Program, STOP: Swedish Trial in Old Patients with hypertension, Syst-China: Systolic hypertension in China trial, Syst-Eur: Systolic hypertension in Europe trial
*: mean baseline BP values are with 50% of those of patients pretreated by low-dose thiazide.

(文献2より引用, 一部改変)

　高齢者高血圧における治療開始基準および降圧目標値の根拠となった代表的な試験として, HYVETが挙げられる. HYVETは収縮期血圧(SBP)が160 mmHg以上の80歳以上の高齢者高血圧を対象とした前向き試験で, 150 mmHg未満を目標とした積極的治療群では, プラセボと比較して有意に心血管イベントを減少させた. 同試験を含め, 高齢者高血圧患者を対象に降圧治療の有用性が示された無作為化比較試験では, SBP 160 mmHg以上が登録基準であるが(**表1**), 130/80 mmHg未満への降圧で心血管イベントを抑制し

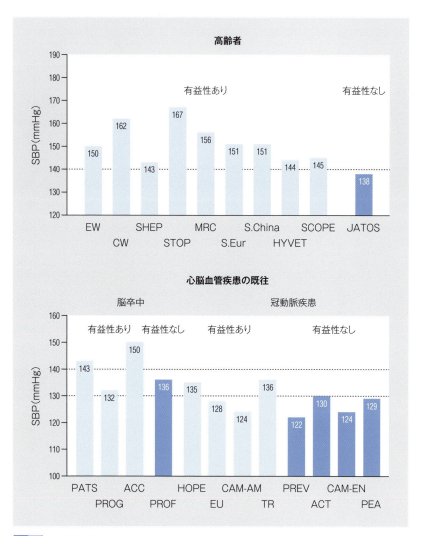

図 1 大規模臨床試験で得られた収縮期血圧と有益性の関係

(文献2, 3より引用, 一部改変)

た成績がほとんどないことから(**図1**),ESH/ESC 2013では,高齢者高血圧の治療開始基準をSBP 160 mmHg以上であれば推奨,140〜159 mmHgの場合は考慮とし,80歳以上でSBP 160 mmHg以上の高齢者では,精神的,身体的に健康であれば140〜150 mmHgまでの降圧が推奨されるとした。一方,虚弱高齢者の降圧治療については,エビデンスが十分ではないため,その是非については主治医に委ねるとした[1-3]。

2 JSH2014—高齢者の目標血圧値

日本でもVALISH,JATOSといった高齢者高血圧対象の研究が行われた。VALISHは70歳から84歳の高齢者高血圧患者(SBP 160 mmHg以上かつ拡張期血圧:DBP 90 mmHg未満)を対象として,目標SBP 140 mmHg未満および150 mmHg未満の2群に,JATOSでは65歳から85歳の高齢者高血圧患者(SBP 160 mmHg以上)を対象として,目標SBP 140 mmHg未満および140 mmHg以上160 mmHg未満の2群に割り付けられた。両試験ともに,高齢者において安全に140 mmHg未満を達成できることが示された。一方,両試験ともに両群間の到達血圧値に明確な差が生じなかったこともあり,140 mmHg未満群との間でも,緩徐降圧群との間でも心血管イベントに差はみられなかった。そのため140 mmHg未満に積極的に降圧すべき根拠は得られなかった。

JSH 2009ではHYVET,CASE-J,JATOSなどの大規模臨床試験の結果をもとに,高齢者高血圧ではまず150 mmHg未満を目指すこととし,最終降圧目標は140/90 mmHgとしていた。JSH 2014では基本的にJSH 2009の方針を引き継ぎ,160/90 mmHg以上の治療開始基準は十分なエビデンスがあり,かつ日本は脳卒中が多い国であることに鑑み,原則として140/90 mmHg以上を治療開始基準とし,前期高齢者では140/90 mmHg未満を,後期高齢者では150/90 mmHg未満,忍容性があれば140/90 mmHg未満を目標とした[4]。

3 JSH2014―脳卒中予防・既往例

　一方，高齢者および脳血管障害患者において，血圧をどのレベルまで下げるべきかについては，いまだに議論が続いている。

　ESH/ESC 2007においては，脳血管障害既往例における降圧目標値を130/80mmHg未満と定めていた。しかし，その後ESH/ESC 2013では，130/80mmHg未満への降圧で，心血管イベントを抑制した無作為化臨床試験の成績がほとんどないという解釈のもと(図1)，降圧薬治療の治療開始基準，降圧目標ともに140/90mmHgにほぼ一本化され，脳卒中または一過性脳虚血発作例の降圧薬治療の開始基準もSBP 140mmHg以上とし，降圧目標を140/90mmHg未満と改訂した。

　他方，糖尿病患者の厳格な降圧治療に疑問を呈するきっかけとなったACCORD-BPでも，発生数は少ないながら，脳卒中に関しては厳格管理群で有意に低下した。糖尿病・耐糖能異常(IGT)例を対象にした，終了時SBPを135mmHg以下に降圧できた症例を100例以上含む13試験のメタ解析でも，SBPを135mmHg以下に下げた場合と130mmHg以下に下げた場合を比較し，総死亡，心血管死，心筋梗塞，心不全は有意差がなかったが，脳卒中に関してはSBP 120mmHg未満でも脳卒中発症予防が期待できることが示されている[4]。

　JSH2014では，脳血管障害患者の降圧目標は，JSH2009と同様140/90mmHg未満とするが，ラクナ梗塞，抗血栓治療患者では，可能であればさらに低い血圧130/80mmHg未満を目指すと明記された。抗血栓治療患者の治療目標値は，BAT研究結果に基づき，またPROGRESS(平均年齢64歳)において，血圧が低くコントロールされた群ほど脳梗塞，脳出血の発症率が低いこと(図2)，ラクナ梗塞患者3,020例を対象としたSPS3(平均年齢63歳)で，SBP 130mmHg未満(積極降圧群)とSBP 130〜149mmHg(通常降圧群)の2群間で脳梗塞発症率に有意差はなく，他方脳出血は積極降圧群で有意に減少するという結果であったことなどが参照された[5]。

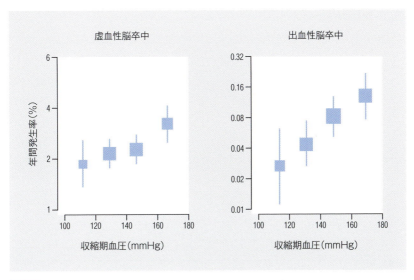

図2 血圧レベルと脳卒中再発リスクの関係（PROGRESS）

(文献6より引用)

4 個別性への配慮

　一方，血圧値と脳卒中の再発予防に関しては，Jカーブ現象が存在する可能性に関していまだに議論が続いている。すなわち，平均年齢64歳の脳卒中既往患者で行われたPROGRESSのサブ解析では，SBP 120 mmHg程度まではJカーブ現象は認められないが（**図2**）[6]，PROFESS（平均年齢66歳）（**表2**）およびNEMESISでは，130/80 mmHgを境にJカーブ現象がみられる[7,8]。高齢者高血圧でのエビデンスはきわめて乏しく，どのレベルまで降圧すべきかについては，個別的な判断が重視されると言わざるを得ない。

表2 PROFESS

平均収縮期血圧レベル (mmHg)	High-Normal (130-<140; n=6,004)	Very Low-Normal (<120; n=1,919)
補正ハザード比(95% CI)		
脳卒中	1[Reference]	1.29(1.07-1.56)
脳卒中, 心筋梗塞, 血管死	1[Reference]	1.31(1.13-1.52)
致死的脳卒中	1[Reference]	0.63(0.26-1.49)

2 薬剤の選択

　高齢者を対象とした降圧治療のランダム化比較試験では，利尿薬，β遮断薬，Ca拮抗薬，ACE阻害薬，ARBすべての降圧治療の有効性が示されている。また，高齢者と若年者で降圧薬間の有効性に差があるか否かは，前向き試験で明確な差は示されていない[9]。

　一方，高齢者に特徴的な収縮期高血圧については，SHEPで低用量のサイアザイド系利尿薬が，Syst-Eurで低用量のCa拮抗薬が，Syst-ChinaでCa拮抗薬＋ACE阻害薬または利尿薬が脳卒中を抑制することが示されている。以上よりESH/ESC 2013では，高齢者においてはすべての降圧薬が推奨され使用可能であるが，収縮期高血圧には利尿薬とCa拮抗薬が推奨されるとしている[1,9]。メタ解析では，脳卒中予防効果に関しCa拮抗薬が他の降圧薬よりすぐれるとのデータがあり，また利尿薬単独または利尿薬とACE阻害薬が脳卒中二次予防効果に有用であること，ARBが脳血管保護作用にすぐれていることも認められている。JSH 2014では，高齢者高血圧の治療薬として，非高齢者と同様Ca拮抗薬，ARB，ACE阻害薬，少量の利尿薬が推奨されている。降圧目標に達しない場合はこれら薬剤の併用療法を行うが，高齢者では食塩感受性

Low-Normal (120-<130; n=3,982)	High (140-<150; n=4,520)	Very High (≧150; n=3,905)
1.10(0.95-1.28)	1.23(1.07-1.41)	2.08(1.83-2.37)
1.16(1.03-1.31)	1.24(1.11-1.39)	1.94(1.74-2.16)
1.01(0.64-1.89)	1.50(0.94-2.40)	2.51(1.62-3.09)

(文献7より引用)

 が高いため，少量の利尿薬の併用が降圧目標達成のために有用である。われわれは，高齢者高血圧を対象として，ARBとの併用では，Ca拮抗薬も利尿薬もともに安全性が高く有用であることを示している(CAMUI)。また，脳血管障害既往患者の第一選択薬として推奨される降圧薬でも，RA系抑制薬，Ca拮抗薬，利尿薬が挙げられており，これらの薬剤は過度に降圧された場合を除くと脳血流を減少させないという利点がある。JSH2014では糖尿病，メタボリックシンドローム，慢性腎臓病などの合併症の有無を考慮し，降圧薬を選択することが望ましいことも追記されている。

 降圧薬併用療法については，平均年齢63～73歳の患者を対象とした大規模臨床試験において，ACE阻害薬＋Ca拮抗薬(ACCOMPLISH)，Ca拮抗薬＋利尿薬(COPE)，ARB＋Ca拮抗薬(COLM, OSCAR)が心血管イベント，脳卒中抑制に有用であることが示されている。

3 降圧スピード

　高齢者高血圧では虚弱高齢者に個別対応が必要であるとともに，起立性低血圧，食後血圧低下，血圧動揺性の増大など，脳卒中の発症に関与し得る要因にも十分に注意しなければならない。さらに高齢者は臓器血流障害をともなうことが多いため，JSH2014でも緩徐な降圧を心がけるべきことが強調されている。

4 血圧変動の観点から

　近年，血圧変動が増大すると脳卒中の頻度が増えることが，Rothwellらによって報告された[10]。Visit-to-visit variabilityが増大すると認知機能が悪化すること，家庭血圧を用いた研究でday-by-day variability, morning evening difference（ME差）が大きいと臓器障害，PWVや頸動脈IMTといった動脈硬化の指標が悪化することが報告されている[11-13]。血圧変動の観点からは，血圧変動を最も減少させるCa拮抗薬が推奨され，続いて利尿薬が血圧変動抑制効果，夜間血圧コントロール効果の面でふさわしい薬剤と言えるであろう。

文献

1) Mancia G et al: 2013 ESH/ESC Guidelines for the management of arterial hypertension: the Task Force for the management of arterial hypertension of the European Society of Hypertension (ESH) and of the European Society of Cardiology (ESC). J Hypertens 31(7): 1281-1357, 2013
2) Zanchetti et al: When should antihypertensive drug treatment be initiated and to what levels should systolic blood pressure be lowered? A critical reappraisal. J Hypertens 27(5): 923-934, 2009
3) Mancia et al: Reappraisal of European guidelines on hypertension management: a European Society of Hypertension Task Force document. J Hypertens 27(11): 2121-2158, 2009
4) 日本高血圧学会高血圧治療ガイドライン作成委員会編: 高血圧治療ガイドライン2014, 東京, ライフサイエンス出版, 2014
5) SPS3 Study Group, Benavente OR et al: Blood-pressure targets in patients with recent lacunar stroke: the SPS3 randomised trial. Lancet 382(9891): 507-515, 2013
6) Arima H et al: Lower target blood pressures are safe and effective for the prevention of recurrent stroke: the PROGRESS trial. J Hypertens 24(6): 1201-1208, 2006
7) Ovbiagele B et al: PROFESS Investigators. Level of systolic blood pressure within the normal range and risk of recurrent stroke. JAMA 306(11): 2137-2144, 2011
8) Kim J et al: Lower systolic blood pressure is associated with poorer survival in long-term survivors of stroke. J Hypertens 32(4): 904-911, 2014
9) 杉本研, 楽木宏実: 高齢者高血圧. 血圧 21(2): 147-150, 2014
10) Rothwell PM et al: Prognostic significance of visit-to-visit variability, maximum systolic blood pressure, and episodic hypertension. Lancet 375(9718): 895-905, 2010
11) Matsumoto A et al: Day-to-day variability in home blood pressure is associated with cognitive decline: the Ohasama study. Hypertension 63(6): 1333-1338, 2014
12) Matsui Y et al: Maximum value of home blood pressure: a novel indicator of target organ damage in hypertension. Hypertension 57(6): 1087-1093, 2011
13) Matsui Y et al: Association between home arterial stiffness index and target organ damage in hypertension: comparison with pulse wave velocity and augmentation index. Atherosclerosis 219(2): 637-642, 2011

2) 糖尿病を合併した高血圧

井上 仁喜

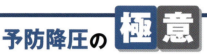

予防降圧の 極意

❶ 最初に危険因子，臓器合併症など患者の全体像を把握する。
❷ 130/80mmHg未満への厳格な降圧。
❸ 診察室血圧のみならず診察室外血圧にも留意。

はじめに

血圧と脳卒中のリスクの間には，段階的，連続的な正の相関があることが，わが国のコホート研究のメタアナリシスから明らかになっている[1]。また糖尿病，耐糖能障害は脳卒中のリスクを2〜3倍上昇させ[2]，高血圧と糖尿病が合併すると脳血管障害の発症頻度が大きく上昇することが知られている[3]。したがって，糖尿病合併高血圧患者においては，脳卒中予防に占める血圧管理の重要性は大きいと言える。

糖尿病は肥満，インスリン抵抗性などの心血管リスク因子を背景とし，腎症などの微小血管障害および冠動脈，脳動脈硬化症などの大血管障害を呈する全

身疾患である。糖尿病合併高血圧患者において降圧療法を安全かつ確実に行うためには，まず全身の血管合併症の有無や重症度の評価を包括的に行い，全体像を把握することが治療の第一歩である（**表1**）[4]。

1 降圧目標

JSH 2014では，糖尿病合併高血圧における降圧目標は130/80 mmHg未満とされている[4]。しかし，近年ACCORD-BP[5]や同試験を含む13の研究のメタアナリシス[6]において，多くのガイドラインが推奨していた130/80 mmHg未満を目標にした厳格な降圧を行った結果，通常降圧群と比較して心血管イベントのさらなる減少は認めなかった。この結果を受けて，厳格な降圧を積極的に行う意義が見出せないとして，海外ではADA 2013やESH-ESC 2013などのガイドラインにおいて，降圧目標を140/80～85 mmHgに緩和する動きがあった。しかし，前述の2つの研究[5,6]においても，脳卒中のみに着目すると厳格な降圧によりイベントは有意に減少していた。さらに前出のメタアナリシス[6]と同年に発表された31の研究のメタアナリシスや[7]，わが国における端野・壮瞥町研究[8]などの成績では，130/80 mmHg未満の降圧により脳卒中リスクの低減を認めている。依然脳卒中の発生率が高いわが国の現状もかんがみて，JSH 2014では，糖尿病における降圧目標として130/80 mmHgが改めて支持された[4]。

2 臓器合併症への配慮

糖尿病を合併する高血圧の治療においては，降圧による心臓，脳，腎臓など，重要臓器への影響に対する十分な配慮が必要である。

ROADMAP[9]においては，冠動脈疾患を有するコホートでオルメサルタンを含む薬剤で降圧療法を行い，到達血圧の違いによる効果を層別解析により評価し

表 1 高血圧管理計画のためのリスク層別化に用いる予後影響因子

A	心血管病の血圧値以外の危険因子	
	高齢（65歳以上）	
	喫煙	
	脂質異常症*1	低HDLコレステロール血症（<40mg/dL） 高LDLコレステロール血症（≧140mg/dL） 高トリグリセライド血症（≧150mg/dL）
	肥満（BMI≧25）（とくに内臓脂肪型肥満）	
	メタボリックシンドローム	
	若年（50歳未満）発症の心血管病の家族歴	
	糖尿病	空腹時血糖≧126mg/dL 負荷後血糖2時間値≧200mg/dL 随時血糖≧200mg/dL HbA1c≧6.5%（NGSP）
B	臓器障害/心血管病	
	脳	脳出血・脳梗塞 無症候性脳血管障害 一過性脳虚血発作
	心臓	左室肥大（心電図，心エコー） 狭心症，心筋梗塞，冠動脈再建術後 心不全
	腎臓	蛋白尿・アルブミン尿 低いeGFR*2（<60mL/分/1.73m^2） 慢性腎臓病（CKD）， 確立された腎疾患（糖尿病性腎症，腎不全など）
	血管	動脈硬化性プラーク 頸動脈内膜中膜複合体厚≧1.1mm 大血管疾患 末梢動脈疾患（足関節上腕血圧比低値: ABI≦0.9）
	眼底	高血圧性網膜症

*1: 空腹時採血によりLDLコレステロールはFriedwaldの式（TC−HDL-C−TG/5）で計算する。TG400mg/dL以上や食後採血の場合にはnonHDL-C（TC−HDL-C）を使用し，その基準はLDL-C＋30mg/dLとする。

*2: eGFR（推算糸球体濾過量）は下記の血清クレアチニンを用いた推算式（eGFRcreat）で算出するが，筋肉量が極端に少ない場合は，血清シスタチンを用いた推算式（eGFRcys）がより適切である。

eGFRcreat（mL/分/1.73m^2）＝194×Cr$^{-1.094}$×年齢$^{-0.287}$（女性は×0.739）

eGFRcys（mL/分/1.73m^2）＝（104×Cys$^{-1.019}$×0.996^{年齢}（女性は×0.929））−8

（文献4より引用）

ているが，収縮期血圧130mmHg未満，到達血圧121.9mmHgの群で，心血管系死亡率が増加していた。また，INVESTの糖尿病および冠動脈疾患を有するサブグループのコホート解析[10]では，到達血圧130〜140mmHgの標準管理群に比べ，130mmHg未満の厳格管理群で，最終的に死亡率が標準管理群を上回った。

　降圧療法開始前に，画像診断などにより脳血管疾患の有無を評価しておくことも重要であると考える。高血圧および糖尿病は，無症候性脳梗塞[11]や，頸動脈・頭蓋内主幹動脈狭窄のリスク因子であることが示唆されている[12]。脳血管障害を有する患者の降圧療法の詳細は他項に譲るが，これらの患者は無症候性で，脳卒中イベントを起こすまで脳血管疾患の存在を認識していないことも多く，脳卒中の一次予防の対象に含まれる可能性がある。前者においては厳格な降圧を，後者においては慢性期の脳卒中に準じ忍容性に配慮した慎重な降圧が必要であり[4]，治療方針が異なってくる。

　CKDは糖尿病の微小血管障害で，糖尿病と並ぶ心血管の高リスク因子である[13,14]。腎機能や蛋白尿の急速な悪化がみられる場合は，先に述べたような慎重降圧が求められる病態が併存していても，臨床判断として腎保護を優先し，厳格な降圧を目指さねばならない場面に遭遇することも少なくない。

　以上，糖尿病を合併した高血圧の降圧目標を決めるにあたっては，ガイドラインを踏まえつつも一つの病態にのみ囚われることなく，患者の全体像に配慮した俯瞰的な対応が必要である。

3 降圧薬の選択

　心血管疾患の発症予防効果は，降圧薬の種類によらず，降圧度の大きさに比例する[15]。その前提のもとで，糖尿病性腎症に対する臓器保護効果やインスリン抵抗性の改善効果，脂質代謝への影響がない点などを考慮して，JSH2014では，糖尿病合併高血圧においてACE阻害薬およびARBを第一選択薬とし

ている[4]。糖尿病患者に合併する高血圧は難治性で，複数の降圧薬が必要なことも多いが[16]，併用薬として推奨されているCa拮抗薬，利尿薬の優劣に関する一定の見解はなく，個々の症例で判断すべきである。またRA系阻害薬同士の併用は，高K血症，腎機能障害，過度の降圧などの有害事象が多く，糖尿病を合併する症例においては推奨されていない[4]。β遮断薬は，糖脂質代謝や低血糖時における悪影響や，高齢者における脳卒中の予防効果が劣るといった報告[17]から注意が必要であるが，冠動脈病変や心不全などの積極的適応がある場合は，リスクとベネフィットを判断のうえ使用を考慮する。

4 診察室外血圧とくに家庭血圧測定の重要性

　診察室血圧は，過去の多くの臨床試験や高血圧治療ガイドラインにおいて血圧評価の基本となっているが，再現性が不良で血圧の日内および日間変動の評価は不可能とされている[4]。診察室外血圧は，家庭血圧測定や24時間血圧計（ABPM）によって得られる。とくに家庭血圧測定では，ABPMのように夜間血圧の評価はできないが，比較的手軽に測定できるという利点がある。家庭血圧をガイドとした研究としては，昼夜を通じた血圧コントロールを目指す積極的降圧療法が，糖尿病を合併した高血圧における臓器障害の予防に有用であるとの報告[18]や，早朝高血圧が脳卒中などの心血管イベントのリスクであるという報告[19]などがある。

　家庭血圧測定は，白衣高血圧や血圧の日間変動の診断も可能とする。白衣高血圧は肥満，メタボリックシンドローム，微量アルブミン尿など，糖尿病に多く見られる病態で将来の心血管リスクとなることが示され[20]，必ずしも無害であるとは限らない。また，正常血圧を高血圧と過大評価し，過剰降圧を行うことを防ぐという観点からも，白衣現象の有無を家庭血圧で把握することは重要であると考える。血圧の日間変動評価も，最近注目されている病態である。大迫研究は，家庭血圧測定に基づき日間変動を評価し，心血管病の予後予測に有用であること

を報告している[21]。

　以上，脳卒中予防の血圧管理において，家庭血圧測定を診断手法として積極的に活用すべきであることを述べた。さらに，患者が自ら血圧を測定し高血圧の診断過程にかかわることも，患者の疾病理解，高血圧治療のアドヒアランス向上の面から有用であると考える。

文献

1) Fujiyoshi A et al: Blood pressure categories and long term risk of cardiovascular disease according to age group in Japanese men and women. Hypertens Res 35(9): 947-953, 2012
2) Abbott RD et al: Diabetes and the risk of stroke. The Honolulu Heart Program. JAMA 257(7): 949-952, 1987
3) American Diabetes Association: Role of cardiovascular risk factors in prevention and treatment of macrovascular disease in diabetes. Diabetes Care 12(8): 573-579, 1989
4) 日本高血圧学会高血圧治療ガイドライン作成委員会編: 高血圧治療ガイドライン2014. 東京, ライフサイエンス出版, 2014
5) Cushman WC et al: Effects of intensive blood pressure control in type 2 diabetes mellitus. N Engl J Med 362(17): 1575-1585, 2010
6) Bangalore S et al: Blood pressure targets in subjects with type 2 diabetes mellitus/impaired fasting glucose: observations from traditional and bayesian random effects meta analyses of randomized trials. Circulation 123(24): 2799-2810, 2011
7) Reboldi G et al: Effects of intensive blood pressure reduction on myocardial infarction and stroke in diabetes: a meta analysis in 73,913 patients. J Hypertens 29(7): 1253-1269, 2011
8) 大西浩文ほか: 端野・壮瞥町研究レビュー. Ther Res 28(4): 513 -525, 2007
9) Haller H et al: Olmesartan for the delay or prevention of micrialbuminuria in type 2 diabetes. N Engl J Med 364(10): 907-917, 2011
10) Cooper DeHoff RM et al: Tight blood pressure control and cardiovascular outcomes among hypertensive patients with diabetes and coronary artery disease. JAMA 304(1): 61-68, 2010
11) Fanning JP et al: The epidemiology of silent brain infarction: asystemic review of population-based cohorts. BMC Med 12 119-130, 2014
12) Cui R et al: Diabetes mellitus and risk of stroke and its subtypes among Japanese: the Japan public health center study. Stroke 42(9): 2611-2614, 2011
13) Mahmoodi BK et al: Associations of kidney disease measures with mortality and end-stage renal disease in individuals with and without hypertension: a meta analysis. Lancet 380(9854): 1649-1961, 2012
14) Fox CS et al: Associations of kidney disease measures with mortality and end stage renal disease in individuals with and without diabetes: a meta analysis. Lancet 380(9854): 1662-1673, 2012

15) Turnbull F et al: Blood pressure dependent and independent effects of agents that inhibit the renin angiotensin system. J Hypertens 25(5): 951-958, 2007
16) Katayama S et al: In half of hypertensive diabetics, co-administration of a calcium channel blocker and an angiotensin-converting enzyme inhibitor achieved a targer blood pressure of <130/80mmHg: the azelnizipine and temocapril in hypertensive patients with type 2 diabetes (ATTEST) study. Hypertens Res 31(8): 1499-1508, 2008
17) Messerli FH et al: Are β blockers efficacious as first line therapy for hypertension in the elderly? A systematic review. JAMA 279(23): 1903-1907, 1998
18) Eguchi K et al: Aggressive blood pressure lowering therapy guided by home blood pressure monitoring improves target organ damage in hypertensive patients with type 2 diabetes/prediabetes. J Clin Hypertens (Greenwich) 14(7): 422-428, 2012
19) Asayama K et al: Prediction of stroke by home "morning" versus "evening" blood pressure values: the Ohasama study. Hypertension 48(4): 737-743, 2006
20) Mancia G et al: Long-term risk of mortality associated with selective and combined elevation in office, home, and ambulatory blood pressure. Hypertension 47(5): 846-853, 2006
21) Kikuya M et al: Day-by-day variability of blood pressure and heart rate at home as a novel predictor of prognosis: the Ohasama study. Hypertension 52(6): 1045-1050, 2008

3 脱・脳卒中のための血圧管理の極意（一次予防）

3) CKDを合併した高血圧

藤野 貴行

予防降圧の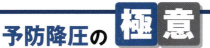

❶ 糖尿病や蛋白尿例では，RA系阻害薬により130/80mmHg未満を目指す。
❷ 血清カリウム上昇などへの配慮のため，RA系阻害薬の減量開始も考慮。
❸ RA系阻害薬で降圧できないときは，増量より併用療法を行う。

1 CKD患者における脳卒中リスク

　慢性腎臓病患者(CKD)における脳卒中の発症との関連は，これまで数多く報告されてきた。脳卒中患者におけるCKDの頻度は20～35%，急性頭蓋内出血においても20～46%と，ともに報告によりばらつきを認める。この頻度は一般人口の4～11%より高いが，70歳以上の高齢者の19～38%と同程度の頻度であった。一方，推算糸球体濾過量(eGFR)の低下が脳卒中の独立した因子かどうかの検討では，報告により異なった結果が示されている。ARICやFramingham研究など，一般住民のコホート研究を集めた22,634例の検討結

果では，eGFR＜60 mL/分/1.73 m^{2}では，＞60 mL/分/1.73 m^{2}に比較して脳卒中の頻度が上昇していた。一方，ほかの心血管リスク因子で補正すると統計的有意差を認めなかったが[1]，心血管疾患（CVD）の既往のある患者における多変量解析では，eGFR＜60 mL/分/1.73 m^{2}では脳卒中のリスクが1.3倍上昇していた。30,657例の日本での解析では[2]，eGFR＜60 mL/分/1.73 m^{2}では，eGFR＞90 mL/分/1.73 m^{2}と比較してハザード比（HR）は2.06で上昇していたが，ほかのリスクファクターで補正すると統計的有意差を認めなかった。33の前向き研究のメタ解析では，284,672例を対象として7,863件の脳卒中イベントを認めているが[3]，eGFR＜60 mL/分/1.73 m^{2}では脳卒中発症リスクは43％の上昇を認め，eGFRの低下は虚血性および出血性の両方の脳卒中リスクになっていた。脳卒中発症に対するeGFR＜60 mL/分/1.73 m^{2}のHRは，非アジア人の1.26に比較して，アジア人では1.96と高値を示していたことから，アジア人にとってより重要性が増すことが示されている。10の前向き試験のメタ解析では，140,231例中3,266の脳卒中イベントを認めているが[4]，尿蛋白陽性例では，陰性例と比較して71％の脳卒中リスク上昇を認めていた。これらに関与する機序については，動脈硬化の危険因子だけではCKD患者の脳血管イベント増加を説明できず，慢性炎症，酸化ストレス，非対称性メチルアルギニン，交感神経活性，血栓性，高ホモシスチン血症などの関与が提唱されている。これらの所見からも，CKDにおける脳卒中の発症に対しては，高血圧を含む心血管リスク因子の集積が重要であるといえる。

2 CKDにおけるCVD発症抑制のための降圧目標（図1）

　降圧目標を考えるうえで重要なことは，CVDの疾患別割合（とくに心筋梗塞と脳卒中の死因に占める比率）が，米国・西欧と日本とでは異なることである。米国や西欧では相対的に心筋梗塞が脳卒中よりも多いが，日本では高血圧の影

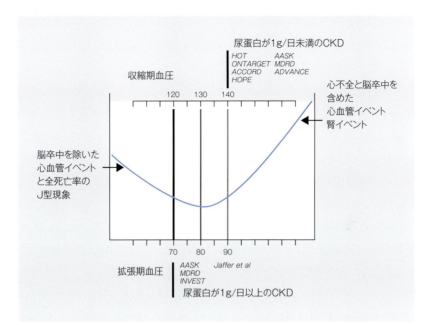

図 1 CKDの降圧目標

140/90mmHg未満への降圧療法が心血管イベント発症リスクや死亡リスクを軽減することは明らかであるが，とくに尿蛋白1g/日以上において末期腎不全と死亡について厳格降圧群の優位性が認められた．一方，糖尿病非合併CKDにおいては，より厳格な降圧目標（130/80mmHg未満）の意義に関しては必ずしも明らかではなく，CKDでは120mmHg未満という低いレベルで脳卒中以外の心血管イベントリスクが上昇する可能性は否定できない．

（文献10より引用，一部改変）

響は心筋梗塞よりも脳卒中により特異的であり，脳卒中罹患率は心筋梗塞罹患率よりも男性で3〜6倍，女性では4〜12倍である．たとえば，一般住民を対象に血圧とCVD（心筋梗塞，脳卒中）発症との関連を調べた，40万人規模の国際コホート研究の検討結果では，白人では相対的に心筋梗塞が多く，収縮期血圧120mmHg未満でのさらなるCVD減少はなかった．しかし，日本人を含むアジア人では相対的に脳卒中が多く，収縮期血圧110mmHg台では脳卒中減少にともなうさらなるCVD減少が認められている．JALS 0次研究に参加した21コホートのうち，血清クレアチニン値を測定していた10地域コホートの40〜89歳

の30,657人を,7.4年間(1985～2003年)追跡した研究では,CKDにおいても,血圧レベルの低下にともなって,心血管疾患発症リスクおよび全死亡リスクは直線的に低下した[2]。

介入試験では,海外のCVD高リスク患者を対象としたONTARGETのサブ解析では,試験期間中の収縮期血圧126～130mmHg近辺が脳卒中以外の心筋梗塞などのCVD発症のリスクが最も低かった。脳卒中については試験期間中の収縮期血圧112～121mmHg近辺が最もリスクが低く,とくに正常腎機能では厳格な降圧が脳卒中の抑制には重要とされている。海外での正常腎機能とCKD G3-G4区分(eGFR 60mL/分/1.73m^{2}未満のみで定義)を対象として,脳卒中の発症頻度を比較した観察研究(ARICとCHS)においては,正常腎機能では120mmHg未満の収縮期血圧帯(補正後)で脳卒中リスクが最小となったのに対し,CKDでは120～129mmHgの収縮期血圧帯(補正後)が最も脳卒中のリスクが低かった。そして,CKDでは収縮期血圧120mmHg未満および130mmHg以上では有意な脳卒中リスクの増加が観察されており,CKDでは脳卒中についても,120mmHg未満という低いレベルでは,リスク上昇の可能性を否定できない。

一方,PROGRESS(Perindopril Protection Against Recurrent Stroke Study)[5]には日本人や中国人など多くのアジア人が含まれているのが特徴であるが,このサブ解析の成績によれば,PROGRESSの対象となった脳血管障害6,105例のうち,CKD合併患者1,757例(eGFR 60mL/分/1.73m^{2}未満のみで定義)を解析したところ,CKD合併患者では非合併患者と同様に,ベースラインの血圧レベルにかかわらず,降圧により脳卒中のリスクは低下していたことが示されている。血圧達成レベルと脳卒中発症率の関係では,収縮期140mmHg未満の降圧ではその脳卒中発症率低下効果は鈍化していたが,非CKD群と同様にCKD群においても,120mmHg未満の血圧下降で脳卒中発症率が上昇することはなかった。

糖尿病合併CKDにおけるCVD合併抑制からみた降圧目標のエビデンスでは,ACCORDでは,厳格降圧群(目標収縮期血圧120mmHg未満)と通常降

圧群(目標収縮期血圧140mmHg未満)との間で複合CVDイベントでは抑制効果に差はなかったが,脳卒中については,厳格降圧群における有意な発症抑制が認められた[6]。ACCORDを含む海外での糖尿病・耐糖能障害に対する13介入試験を対象としたメタ解析でも,収縮期血圧130mmHg未満への降圧による脳卒中リスク低下が認められた[7]。また,介入研究のサブ解析では,海外での2型糖尿病顕性腎症合併高血圧を対象としたIDNTでは,試験期間中の収縮期血圧が121～130mmHgの場合に総死亡のリスクが最も低かったが,121mmHg未満では逆に総死亡の増加がみられた。CKD対象ではないが糖尿病を合併した冠動脈疾患を対象としたINVESTのサブ解析では,厳格降圧群(目標収縮期血圧130mmHg未満)と通常降圧群(目標収縮期血圧140mmHg未満)との間で複合CVDイベントの発症率に有意差がみられなかったが,試験期間中の収縮期血圧別の総死亡率については,収縮期血圧110mmHg未満の群において総死亡率の有意な上昇が認められた(図1)。

3 糖尿病合併CKDの高血圧治療の第一選択薬

糖尿病合併CKDにおいては,微量アルブミン尿(A2区分:早期腎症,尿中アルブミン/尿中クレアチニン30mg/gCr以上)の段階からRA系阻害薬が第一選択薬として推奨されている(表1)。RA系阻害薬による腎保護効果は,糸球体高血圧の程度が強いほど,すなわち尿蛋白・アルブミン排泄量が多いほど期待できる。また,RENAALとIDNTを合わせたサブ解析では,試験期間中のアルブミン尿改善効果が良好なほど,CVDイベント抑制効果も良好であった。一方,BENEDICT,ROADMAPにおいて,2型糖尿病正常アルブミン尿患者に対するRA系阻害薬投与が微量アルブミン尿への進展を抑制することも報告されているが,正常蛋白尿(正常アルブミン尿)の糖尿病合併CKDにおいて,RA系阻害薬とほかの降圧薬の優劣を決める十分なエビデンスは認めない。したがっ

表1 『エビデンスに基づくCKD診療ガイドライン2013』で推奨される降圧療法

	推奨グレード
糖尿病非合併CKDの降圧目標 ●降圧目標はすべてのA区分において140/90mmHg未満を維持する。 ●A2, A3区分では，より低値の130/80mmHg未満を目指す。	A C1
糖尿病非合併CKDの第一選択薬 ●A1区分ではRA系阻害薬，Ca拮抗薬あるいは利尿薬を推奨する。 ●A2, A3区分では，RA系阻害薬を推奨する。	B B

	推奨グレード
糖尿病合併CKDの降圧目標 ●降圧目標はすべてのA区分において130/80mmHg未満を推奨する。	B
糖尿病合併CKDの第一選択薬 ●A1区分では，RA系阻害薬を推奨する。 ●A2, A3区分では，RA系阻害薬を推奨する。	C1 A

A1: 尿蛋白<0.15g/gCrまたは尿アルブミン<30mg/gCr
A2: 尿蛋白 0.15〜0.49g/gCrまたは尿アルブミン30〜299mg/gCr
A3: 尿蛋白≧0.50g/gCrまたは尿アルブミン≧300mg/gCr
推奨グレードA: 強い科学的根拠があり行うよう勧められる。
推奨グレードB: 科学的根拠があり行うよう勧められる。
推奨グレードC1: 科学的根拠はない（あるいは，弱い）が，行うよう勧められる。

（文献11より作成）

て，糖尿病合併CKDの第一選択薬について，A2，A3区分では推奨グレードAとしてRA系阻害薬が推奨されている一方で，A1区分では推奨グレードC1としてRA系阻害薬が推奨されている。

　第一選択薬を使用し，降圧目標が達成できないときには併用療法が必要である。たとえば，RA系阻害薬を第一選択とした治療において降圧目標が達成できないときは，第二選択薬として長時間作用型Ca拮抗薬，サイアザイド系利尿薬（サイアザイド類似薬を含む）（CKD G1〜G3区分），ループ利尿薬（CKD G4, G5区分）による併用療法を考慮する。効果不十分な場合には，ループ利尿薬とサイアザイド系利尿薬の併用も認められる。しかし，eGFRの低下や低Na血症，

低K血症には十分注意する必要がある。

4 糖尿病非合併CKDの高血圧治療の第一選択薬

　A1区分(正常蛋白尿：尿蛋白量0.15g/gCr未満)の糖尿病非合併CKDでは，RA系阻害薬の優位性は証明されていない。高リスク高血圧患者を対象とした介入試験のALLHAT研究の長期解析でも，心血管死亡，脳卒中，末期腎不全などの抑制効果は，ACE阻害薬，Ca拮抗薬，サイアザイド系利尿薬で同等であった。したがって，糖尿病非合併CKDのA1区分における第一選択薬として，RA系阻害薬，Ca拮抗薬，利尿薬が推奨されている。一方，A2，A3区分(軽度以上の蛋白尿：尿蛋白/尿中クレアチニン0.15g/gCr以上)の糖尿病非合併CKDでは，RA系阻害薬による腎保護効果が期待されるため積極的に使用すべきである(**表1**)。日本人の高リスク高血圧を対象としたCASE-J研究のサブ解析でも，CKDのうちG4区分かつ尿蛋白定性1+以上の患者群においては，ARB投与群の方がCa拮抗薬投与群よりもCVD発症が少なかった。したがって，糖尿病非合併CKDのA2，A3区分における第一選択薬として，RA系阻害薬が第一選択薬として推奨されている。

5 RA系阻害薬の使用

　2型糖尿病では，高血圧がない場合でも，RA系阻害薬を使用することで腎症進展抑制効果が得られる可能性があるが，保険診療では認められていない。

　軽度以上の蛋白尿(A2，A3区分，尿蛋白/尿中クレアチニン0.15g/gCr以上)症例において，ARBとACE阻害薬が併用される場合があり，尿蛋白減少にすぐれることが報告されている。しかし，併用する場合にはeGFRの減少，血清カリウムの上昇，および過剰降圧に十分注意する必要がある。RA系阻害薬，

利尿薬の投与開始後は，eGFRの減少および血清カリウムをモニターする。その際，投与開始3カ月後までの時点で前値の30%未満のeGFRの減少であれば，薬理効果としてそのまま投与を継続してよい。一方，30%以上のeGFRの減少がみられる場合，血清Kが5.5mEq/L以上に上昇する場合，あるいは降圧により低血圧症状や臓器の虚血症状がみられる場合には，該当の降圧薬の減量などを行う。CVDのハイリスク患者を対象としたONTARGETにおいて，併用療法群ではCVDの発症リスクは単独治療群と同等で，腎機能障害の進行などの副作用が有意に増加しており注意が必要である。
　Ca拮抗薬との比較のうえで，正常アルブミン尿の糖尿病を対象としたBENEDICTにおいては，ACE阻害薬が正常アルブミン尿から微量アルブミン尿への進行抑制にすぐれることが報告されており，AASKにおいてはACE阻害薬が，IDNT，JLIGHT，SMARTにおいてはARBが蛋白尿の減少や腎機能障害の進行抑制にすぐれていることが示されている。しかし，正常蛋白尿（正常アルブミン尿）の糖尿病合併CKDにおけるRA系阻害薬と，ほかの降圧薬の優劣を決める十分なエビデンスは認めない。
　十分なRA系阻害のため抗アルドステロン薬を追加すると，高K血症に注意を要するものの，さらに蛋白尿が減少する。
　レニン阻害薬（DRI）は腎血流量増加作用があり，A3区分のCKDにおいてARBと併用することにより，eGFRを減少させることなく尿蛋白減少にすぐれることが報告されている。最近，心血管合併症ハイリスクおよびCKD進行ハイリスクの2型糖尿病性腎症患者へのDRIアリスキレンの併用療法による心血管合併症と，CKD進行に及ぼす影響を評価したALTITUDEの結果では，複合エンドポイント（①心血管死，②突然の心肺停止からの蘇生，③非致死性心筋梗塞，④非致死性脳卒中，⑤心不全による入院，⑥末期腎不全または腎臓死，⑦血清クレアチニン値が倍加した状態が1カ月以上持続）には有意差を認めなかった。有害事象では，アリスキレン群で，高K血症や低血圧などの副作用が有意に多く，腎機能に関してはアルブミン尿/クレアチニン比はアリスキレン群で有意に減少していたが，eGFRもアリスキレン群で有意に低下していた。

6 Ca拮抗薬と利尿薬の使用

　長時間作用型Ca拮抗薬の併用により，eGFRを減少させることなく厳格な降圧と血圧変動の抑制が可能となり，CKDの進行が抑制されやすくなる。したがって，長時間作用型Ca拮抗薬は，動脈硬化の程度の強いCVDハイリスク症例やⅢ度高血圧（収縮期血圧180mmHg以上，あるいは拡張期血圧110mmHg以上）における優先度の高い降圧薬として推奨されている。とくに腎機能障害の進行抑制のためには，蛋白尿の減少効果が示されているCa拮抗薬が推奨されている。十分な降圧効果とCVDの発症抑制効果が認められるCa拮抗薬も，IDNTでは2型糖尿病における腎症に対してプラセボとの間に有意差を認めなかった。その他の長時間作用型のジヒドロピリジン系Ca拮抗薬および非ジヒドロピリジン系Ca拮抗薬にも有用性が報告されている。L型Caチャネル阻害作用に加えて，N型やT型Caチャネル阻害作用などもあわせ持つ一部の長時間作用型Ca拮抗薬では，尿蛋白減少作用が報告されているが，その評価は報告により一定せず，依然議論が残されている。

　CKDの多くが食塩感受性高血圧を呈するため，尿中Na排泄を促進する利尿薬はCKDの降圧にすぐれ，またCKDに合併するCVDの発症も抑制する。したがって，サイアザイド系利尿薬は，体液過剰の浮腫を呈する症例における優先度の高い降圧薬として推奨されている。利尿薬の降圧作用は少量で発揮され，副作用は用量依存性に増加するため可能な限り低用量で用いる。G1〜G3区分のCKDではサイアザイド系利尿薬を，またG4，G5区分のCKDではループ利尿薬を使用する。ループ利尿薬単剤で体液量コントロールが困難であれば，サイアザイド系利尿薬の併用も認められるが，eGFR低下や低K血症には注意する必要がある。

　GUARDではACE阻害薬＋長時間作用型Ca拮抗薬併用治療に比較して，ACE阻害薬＋サイアザイド系利尿薬併用治療の方が尿蛋白減少効果は大きかったが，顕性アルブミン尿への悪化率には両群間で有意差は認められなかった[8]。一方，ACCOMPLISHでは，ACE阻害薬＋サイアザイド系利尿薬併用

治療の方が尿蛋白減少効果は大きかったが，ACE阻害薬＋長時間作用型Ca拮抗薬併用治療の方が，CKDの進行が抑制されCVD発症も少なかった[9]。本研究におけるCKDの半数以上を占める糖尿病性腎症に限定した解析では，CKD進展，CVD発症ともに両群で差がみられなかった。これらの結果からは，CKDに対するCa拮抗薬とサイアザイド系利尿薬の併用薬としての優劣は明らかとは言えない。

文献

1) Weiner DE et al: Chronic kidney disease as a risk factor for cardiovascular disease and all-cause mortality: a pooled analysis of community-based studies. J Am Soc Nephrol 15(5): 1307-1315, 2004
2) Ninomiya T et al: Impact of kidney disease and blood pressure on the development of cardiovascular disease: an overview from the Japan Arteriosclerosis Longitudinal Study. Circulation 118(25): 2694-2701, 2008
3) Lee M et al: Low glomerular filtration rate and risk of stroke: meta-analysis. BMJ 341: c4249, 2010
4) Ninomiya T et al: Proteinuria and stroke: a meta-analysis of cohort studies. Am J Kidney Dis 53(3): 417-425, 2009
5) Ninomiya T et al: Lower blood pressure and risk of recurrent stroke in patients with chronic kidney disease: PROGRESS trial. Kidney Int 73(8): 963-970, 2008
6) ACCORD Study Group et al: Effects of intensive blood-pressure control in type 2 diabetes mellitus. N Engl J Med 362(17): 1575-1585, 2010
7) Bangalore S et al: Blood pressure targets in subjects with type 2 diabetes mellitus/impaired fasting glucose: observations from traditional and bayesian random-effects meta-analyses of randomized trials. Circulation 123(24): 2799-2810, 2011
8) Bakris GL et al: Effects of different ACE inhibitor combinations on albuminuria: results of the GUARD study. Kidney Int 73(11): 1303-1309, 2008
9) Bakris GL et al; ACCOMPLISH Trial investigators: Renal outcomes with different fixed-dose combination therapies in patients with hypertension at high risk for cardiovascular events (ACCOMPLISH): a prespecified secondary analysis of a randomised controlled trial. Lancet 375(9721): 1173-1181, 2010
10) Khouri Y et al: What is the ideal blood pressure goal for patients with stage Ⅲ or higher chronic kidney disease? Curr Cardiol Rep 13(6): 492-501, 2011
11) 日本腎臓学会：エビデンスに基づくCKD診療ガイドライン2013. 東京, 東京医学社, 2013

3 脱・脳卒中のための血圧管理の極意（一次予防）

4) 冠動脈疾患を合併した高血圧

竹内 利治

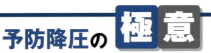

予防降圧の極意

❶ 降圧目標は原則140/90mmHg未満，可能であれば130/80mmHg未満。
❷ 心筋虚血が存在する場合は，緩徐に降圧。
❸ 狭心症の機序が不明であれば，まずはCa拮抗薬。

1 降圧目標

1 ガイドラインでの降圧目標値

『高血圧治療ガイドライン2014』(JSH 2014)[1]では，冠動脈疾患合併高血圧患者に対して十分な降圧を行うことの重要性が示され，降圧目標は原則として140/90mmHg未満，心筋梗塞後や危険因子が集積し心血管疾患のリスクが高い患者では，さらに低い130/80mmHg未満を目指すべきとされている。また，最近発表された米国心臓病学会(ACC)，米国心臓協会(AHA)，米国高血圧学会(ASH)合同の冠動脈疾患患者の高血圧治療に関するガイドライン[2]でも，心血管イベント再発予防に対する降圧目標値は140/90mmHg未満を推奨

し，一部の冠動脈疾患患者，心筋梗塞，脳卒中，頸動脈疾患，末梢動脈疾患，腹部大動脈瘤の既往があれば，さらに低い130/80mmHgが推奨された．しかしながら，心筋虚血があり拡張期血圧が高値の冠動脈疾患患者に対する降圧治療は緩徐に行うべきであり，糖尿病患者や60歳を超える高齢者に対しては，拡張期血圧60mmHg未満への低下に注意が必要とされている．

2 Jカーブ現象は存在するのか？

積極的な降圧は拡張期冠灌流圧の低下を招き，かえって予後を悪化させるという，いわゆるJカーブ現象が問題視されていた時代がある．50歳以上の冠動脈疾患合併高血圧患者を対象とした後ろ向き研究「International Verapamil-Trandopril Study: INVEST」[3]では，一次エンドポイント（非致死性脳卒中，非致死性心筋梗塞，総死亡）の発症は116/83mmHgで最も低率となり，拡張期血圧70mmHg以下では増加する傾向が示された．その一方で，高血圧治療の至適降圧目標値を検討した前向き研究「Hypertension Optimal Treatment: HOT」[4]では，少なくとも125/75mmHgまでは心筋梗塞発生率が有意に上昇するとの成績は得られなかった．

筆者らは，冠動脈造影にて冠動脈病変の重症度を評価し得た狭心症合併高血圧患者234例について，後向き検討（Angiographical Study in Angina with Hypertension Induced Insults: ASAHI）[5]を行った．その結果，冠動脈病変の重症度は拡張期血圧が低い例ほど増すが，治療後の心臓死・心筋梗塞の発症といった重篤なイベントの発生は拡張期血圧が低いほど低率であることが示され，少なくとも125/75mmHgまではJカーブ現象が生じる可能性は低いと考えられた（**図1**）．しかし，その後の3年間の追跡調査（ASAHI-2）を行った結果，70歳以上の高齢者において，治療後に125/75mmHg未満まで下降した例で重篤な心血管イベントの発症が高率であることが示された．これらの成績から，過度の降圧により病態の悪化を招く可能性のある高齢者についてはJカーブ現象を考慮すべきであるが，通常125/75mmHgまでの降圧目標でJカーブ現象を生じることはほとんどないものと考えられた．

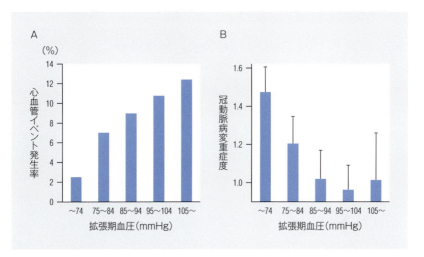

図 1 高血圧を合併した冠動脈疾患患者における拡張期血圧と，心筋梗塞と心血管死亡を含む重症心血管イベント（A）および，冠動脈病変重症度（B）との関連

冠動脈病変の重症度は拡張期血圧が低いほど増すが，治療後の心臓死・心筋梗塞の発症といった重篤なイベントの発生は拡張期血圧が低いほど低率である。

（文献5より引用，一部改変）

2 降圧方法（表1）

1 狭心症

　器質的冠動脈狭窄による労作性狭心症に対しては，冠動脈インターベンションの適応となる場合にこれを優先するのは当然であるが，薬物治療としては内因性交感神経刺激作用のないβ遮断薬が第一選択薬となる。β遮断薬は心拍数減少と心収縮力抑制作用を有するため，心筋酸素需要の減少，抗不整脈作用が期待できる薬剤である。また，欧米に比べてわが国で多く見られる冠攣縮性狭心症に対しては，Ca拮抗薬が有効であり第一選択薬となる。とくに長時間作用型Ca拮抗薬は，短時間作用型の欠点である降圧にともなう反射性交感神経活性を増大させず，血管平滑筋のCaチャネル遮断作用のみならず，NO（一酸化窒素）産生増加を介する強い冠拡張作用を発揮する。さらに抗酸化作用，抗

表 1 冠動脈疾患を合併する高血圧患者の治療ポイント

狭心症	●器質的冠動脈狭窄*1: β遮断薬, 長時間作用型Ca拮抗薬 ●冠攣縮: 長時間作用型Ca拮抗薬 ●降圧が不十分な場合はRA系阻害薬(ACE阻害薬, ARB)を追加
心筋梗塞後	●RA系阻害薬, β遮断薬が第一選択薬 ●降圧が不十分な場合は長時間作用型Ca拮抗薬, 利尿薬を追加 ●低心機能症例: アルドステロン拮抗薬の追加窄*2

*1: 適応例では冠結構再建術を行う
*2: 高K血症に注意する

(文献1より引用, 一部改変)

動脈硬化作用といった多面的効果も証明され, 冠攣縮のみならず器質的動脈硬化を有する冠動脈疾患にも推奨されている。

2 心筋梗塞後

　JSH 2014[1]において, 心筋梗塞後の降圧治療の第一選択薬はβ遮断薬とレニン・アンジオテンシン系(RA系)阻害薬とされている。降圧が不十分な場合には長時間作用型Ca拮抗薬もしくは利尿薬を追加し, 低左心機能例ではアルドステロン拮抗薬の追加を行う。β遮断薬は陳旧性心筋梗塞患者を対象とした多くの臨床試験において, 心筋梗塞再発や突然死を有意に予防することが明らかにされている。過去のメタ解析の結果では, $β_1$選択性が強く内因性交感神経刺激作用のないメトプロロール, ビソプロロールが有効とされているが, 低左心機能例では長期予後の改善が期待できるカルベジロールも推奨される。

　ACE阻害薬の心筋梗塞患者に対する予後改善効果を示すエビデンスは豊富であり, 前壁梗塞, 肺うっ血, 低左心機能などの重症例でその効果が大きいとされている。心筋梗塞後は梗塞部位の進展と壁の菲薄化, 非梗塞部の代償性肥大により左室内腔が拡大するが, この左室リモデリングにRA系が関与しているためである。よって高血圧の有無に関わらず, 血行動態に問題がなければ

早期からRA系阻害薬の使用が推奨されるが，最近ではARBの使用頻度が高くなってきている．しかし，あくまで第一選択薬はACE阻害薬であり，ARBの使用はACE阻害薬に対する忍容性がない場合に限られることを理解しておく必要がある．

3 注意点・問題点

1 抗血栓薬服用中の血圧管理

冠動脈疾患および脳血管疾患患者では，二次予防として抗血栓薬を併用していることが多い．とくに冠動脈ステント留置後ではアスピリンとチエノピリジン系抗血小板薬の2剤併用，心房細動合併例では抗血小板薬と抗凝固薬の併用がなされ，出血性合併症のリスクはさらに高まる．高血圧は抗血栓薬使用中の頭蓋内出血の最も重要な危険因子であるため，厳格な血圧管理を行わなければならない．わが国における前向き観察研究BAT[6]において，血圧が高値であるほど抗血栓薬服用中の頭蓋内出血の発症は高率となり(**図2**)，その予測カットオフ値は130/81 mmHgであることが示された．このことから，可能な限り130/80 mmHg未満を目指すことが望ましいと考えられるが，心筋および脳虚血症状の出現などに注意し，慎重に降圧を行うことが重要である．

2 服薬アドヒアランス

冠動脈疾患患者は高齢者が多く，高血圧，脂質異常，糖尿病などを有するため薬剤の種類が多くなり，服薬アドヒアランスの低下を招くことが少なくない．服薬アドヒアランスの低下は降圧コントロールの悪化を招き，心血管イベントを発生させるのみならず，結果的に薬剤が高用量もしくは多剤となり，副作用や不要な治療を増やしてしまう可能性がある．よって，患者に血圧管理の重要性を十分に説明することはもちろん，配合剤などを利用し降圧薬の服用錠数，服薬回数を減らすよう考慮する必要がある．

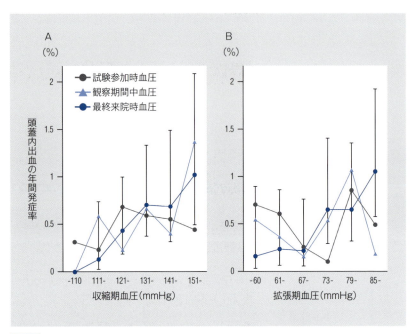

図2 抗血栓薬服用中の高血圧患者における頭蓋内出血の年間発症率と，収縮期血圧（A）および，拡張期血圧（B）との関連

頭蓋内出血の発症は最終来院時の収縮期および拡張期血圧，観察期間中の収縮期血圧が高いほど高率である。

(文献6より引用)

文献

1) 日本高血圧学会高血圧治療ガイドライン作成委員会編: 高血圧治療ガイドライン2014. 東京, ライフサイエンス出版, 2014
2) Rosendorff C et al: Treatment of hypertension in patients with coronary artery disease: a scientific statement from the American Heart Association, American College of Cardiology, and American Society of Hypertension. Hypertension 65(6): 1372-1407, 2015
3) Pepine CJ et al: A calcium antagonist vs a non-calcium antagonist hypertension treatment strategy for patients with coronary artery disease. The International Verapamil-Trandolapril Study (INVEST): a randomized controlled trial. JAMA 290(21): 2805-2816, 2003
4) Hansson L et al: Effects of intensive blood-pressure lowering and low-dose aspirin in patients with hypertension: principal results of the Hypertension Optimal Treatment (HOT) randomised trial. HOT Study Group. Lancet 351(9118): 1755-1762, 1998
5) Hasebe N et al: Reverse J-curve relation between diastolic blood pressure and severity of coronary artery lesion in hypertensive patients with angina pectoris. Hypertens Res 25(3): 381-387, 2002
6) Toyoda K et al: Blood pressure levels and bleeding events during antithrombotic therapy: the Bleeding with Antithrombotic Therapy (BAT) Study. Stroke 41(7): 1440-1444, 2010

3 脱・脳卒中のための血圧管理の極意（一次予防）

5) 透析患者の高血圧

松木 孝樹

予防降圧の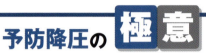

❶ ドライウェイトの適正化が基本。
❷ 透析前後血圧のみならず家庭血圧を含めた管理が重要。
❸ 過度の降圧・透析低血圧は予後の悪化を招くことに注意。

1 透析患者における脳卒中

　透析患者の脳血管障害の特徴として，一般人口における統計と比較して脳梗塞よりも脳出血の頻度が高いとされてきたが，近年は透析患者の高齢化の影響もあり，脳梗塞の頻度も増加傾向にある。透析患者の脳出血は，血腫量が多く予後も不良である。脳出血の新規発症リスクとしては高血圧が強く影響するため，予防には血圧管理が重要である。一方で脳梗塞は，血液透析終了後6時間以内の発症が多く，除水による血液濃縮・血圧低下が要因と考えられる。むろん透析患者においても高血圧は脳梗塞発症リスクであるが，脳出血と比較するとその影響は大きくないとされ[1]，降圧が脳梗塞予防にどの程度寄与するかは

明らかではない。

2 透析患者の血圧異常の特徴

　日本透析医学会による「わが国の慢性透析療法の現況」によると，2013年末における慢性透析患者数は31万人を超え，国民約400人に1人が透析患者となっている。さらに血液透析患者の50〜60%，腹膜透析患者の約30%が高血圧とされ，透析導入期に限ると実に約80%に上る。透析患者の血圧に関する特徴は，血圧と生命予後の間にU-shaped現象が示される点であり[2]，すなわち血圧が高くても低くても生命予後は悪化する。また，透析前血圧と生命予後を検討した多くのコホート研究において，低血圧群の方が高血圧群よりも予後が不良と報告されている(reverse epidemiology)。透析患者の高血圧規定因子としては，BMI(body mass index)，透析間体重増加，血清アルブミン値，総コレステロール値などが有意であり，栄養状態が良好な患者ほど高血圧が多い[3]。一方，血液透析中の急激な血圧低下(収縮期血圧30 mmHg以上)や透析後起立性低血圧，常時低血圧を示す例は予後不良とされる[4]。長期透析患者では心不全や脳血管障害など種々の合併症を有し，低栄養状態である患者も多い。低栄養と炎症が動脈硬化を促進させるという概念として，MIA(malnutrition-inflammation-atherosclerosis)症候群が提唱されており[5]，U-shaped現象の一因であると考えられている。

3 透析患者の降圧目標

　これまで大規模な前向き介入試験が存在しないことから，明確な血圧管理目標値は示されていない。日本透析医学会のガイドラインにおいても「心機能低下がない，安定した慢性維持透析患者における降圧目標値は，週始めの透析前

血圧で140/90 mmHg未満とする」とされており，透析前血圧目標を定めるにとどめている。透析患者では，日内変動が失われ夜間高血圧を示す傾向があり，日中の血圧がコントロールされている患者でも，高血圧関連合併症が引き起こされる可能性がある。最近では透析前血圧よりも，家庭血圧測定や24時間血圧計（ambulatory blood pressure monitoring：ABPM）の方が心血管事故や生命予後との相関を示すとの報告も多くみられ，今後，透析患者における至適血圧目標値を設定するための血圧測定法の標準化，前向き大規模試験によるエビデンスの構築が望まれる。

4 透析患者の血圧管理の実際

透析患者における高血圧は，塩分・水分摂取過剰，尿毒症物質の貯留，RA（レニン・アンジオテンシン）系亢進，交感神経活性亢進，内皮細胞機能異常，睡眠時無呼吸症候群などが要因とされている。貧血は循環血漿量や心拍出量の増大をもたらし血圧を上昇させるが，エリスロポエチン製剤の使用による急激な是正や過度のヘモグロビン上昇は逆に高血圧を助長する。最も重要な因子は体液過剰による容量負荷であり，心拍出量増加と全身性末梢血管抵抗の上昇をもたらし，透析患者の血圧上昇に最も寄与すると考えられる。実際，適切な体液量管理により血液透析患者の60%以上，腹膜透析患者の大多数において，血圧の適正化がなされると報告されている[6]。

1 体液量管理

『高血圧治療ガイドライン2014』では，高血圧患者の塩分摂取量については，1日6g未満が推奨されている。血液透析患者における体重増加については，DW（ドライウェイト）の3～5%未満が目標とされる。腹膜透析患者では，残腎機能のある症例には積極的に利尿薬の処方が検討され，最近ではトルバプタンの有効性も報告されている。

2 ドライウェイト適正化

　生活習慣・体重管理についての患者指導が十分になされている前提で，なお高血圧が持続する場合はDWの適正化を目指す。日本透析医学会によるDWの定義は，「体液量が適正で，透析中に過度の血圧低下を生ずることなく，かつ長期的にも心血管系への負担が少ない体重」とされている。実臨床の場では，浮腫や胸水，心胸比，下大静脈径，hANP（ヒト心房性利尿ペプチド），血圧などを指標に総合的に判断しながら，個々の患者にあった体液量を推定しているのが現状である。一方，尿毒症や糖尿病を背景とした末梢神経障害の存在により，体液過剰や透析前高血圧を示すものの，透析後半に過度の血圧低下を示し除水困難な症例も多くみられる。DW調整は緩徐に行うことが原則であり，通常4〜12週かけて行うことが推奨されている。

3 降圧薬

　DW調整のみでは降圧が十分に得られない場合は降圧薬を使用する。透析患者における降圧薬のエビデンスは，一般人口におけるエビデンスに比べて乏しいが，最近，透析患者においても，降圧薬を用いた血圧コントロールが心血管イベントや全死亡を減少させるという報告がなされた[7]。実際の降圧薬の使用については，Ca拮抗薬・ARB（アンジオテンシンⅡ受容体拮抗薬）はほぼ肝代謝であり常用量の使用が可能であるが，ACE（アンジオテンシン変換酵素）阻害薬およびβ遮断薬の一部については減量して使用する。RA系阻害薬の使用にあたっては，カリウム値上昇やエリスロポエチン抑制効果に，またACE阻害薬では特定の透析膜（AN69）使用時のアナフィラキシー反応に留意する。α遮断薬や中枢性交感神経抑制薬が併用されることがあるが，実際には各薬剤の特性（降圧効果，半減期，透析性など）を考慮しつつ，透析中の低血圧をきたさないよう，用法用量設定を検討する。

4 透析関連低血圧の予防

　前述のようにDWおよび透析条件の適正化を検討し，個々の症例における栄養状態や心機能，炎症性疾患など既存の合併症の評価を行い，可能な限りそれらの是正を検討する。降圧薬が使用されている場合には，夜間服用や透析日の休薬など処方設計の見直しを行う。それでも低血圧をきたす場合には，昇圧薬（メチル硫酸アメジニウム，ドロキシドーパなど）の使用，低温透析，HDF（血液濾過透析）や無酢酸透析（acetate free biofiltration），透析液Na濃度調整なども考慮する。

文献

1) Seliger SL et al: Risk factors for incident stroke among patients with end-stage renal disease. J Am Soc Nephrol 14(10): 2623-2631, 2003
2) Zager PG et al: "U" curve association of blood pressure and mortality in hemodialysis patients. Kidney Int 54(2): 561-569, 1988
3) Iseki K et al: Prevalence and determinants of hypertension in chronic hemodialysis patients in Japan. Ther Apher Dial 11(13): 183-188, 2007
4) Shoji T et al: Hemodialysis-associated hypotension as an independent risk factor for two-year mortality in hemodialysis patients. Kidney Int 66(3): 1212-1220, 2004
5) Stenvinkel P et al: Strong association between malnutrition, inflammation, and atherosclerosis in chronic renal failure. Kidney Int 55(5): 1899-1911, 1999
6) Günal AI et al: Strict volume control normalizes hypertension in peritoneal dialysis patients. Am J Kidney Dis 37(3): 588-593, 2001
7) Heerspink HJ et al: Effect of lowering blood pressure on cardiovascular events and mortality in patients on dialysis: a systematic review and meta-analysis of randomised controlled trials. Lancet 373(9668): 1009-1015, 2009

4 脱・脳卒中のための血圧管理の極意（二次予防）

1) 急性期における血圧管理

齋藤 司

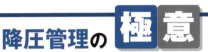

降圧管理の極意

❶ 患者特性や全身状態，t-PA使用など条件によっては降圧を検討する。
❷ 過度の降圧による悪化を防ぐため，調節性にすぐれる持続静注薬を用いる。

1 降圧の意義

　脳梗塞の急性期診断における事実上のゴールドスタンダードは脳MRI拡散強調画像であるが，この拡散強調画像で所見を呈している部位は，すでに虚血による細胞死が生じており，ほぼ完成した梗塞巣として認識される部位である。その周辺に，いまだ完全なる細胞死に陥ってはいないものの，周辺の血管から供給される少ない血流（～25 mL/100 g/分）によってかろうじて細胞死を免れている，ペナンブラと呼ばれる領域がある（図1）。このペナンブラは，各種の脳灌流画像によってその領域を可視化することができる。脳梗塞急性期治療の意義とは，ずばりこのペナンブラを救出することにある。
　ここでは発症24時間以内を超急性期，発症2週間以内を急性期とする。い

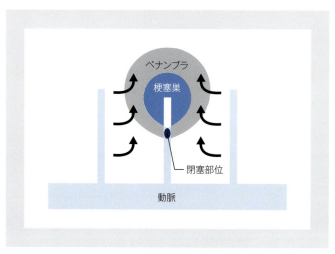

図1 ペナンブラ

ペナンブラは周辺の血管からの血流でかろうじて救われている領域である。

ずれの状態においても，一時的に血圧が上昇することが多い。一方で，脳血流の自動調節能は破綻している。したがって，何らかの理由で全身的に血圧が低下すると，梗塞巣周囲のペナンブラに血流を供給している周辺血管の血圧も低下し，ペナンブラが完全な梗塞巣に移行するといったことが容易に起こり得る[1]。さらに，血管拡張作用を有する降圧薬は，虚血部の血管には効果が及ばないが，その一方で，それ以外の正常な部位の血管にその効果を及ぼすため，脳内において盗血現象を引き起こし，さらなる梗塞巣の拡大につながることも懸念される。したがって，脳梗塞の急性期には，積極的な降圧は行わないのが大原則である[2]。

ではどのような場合に降圧を施すべきなのかというと，t-PA（組織プラスミノーゲンアクチベータ）による血栓溶解療法が実施される場合，②いわゆる高血圧緊急症のような，全身性の問題を引き起こす可能性のある異常高血圧を呈した場合，である。

2 降圧目標

❶ t-PAを使用する急性期脳梗塞の場合

　t-PAを使用する際（発症4.5時間以内）は，収縮期血圧185mmHgまたは拡張期血圧110mmHgを超える場合に，静脈投与による降圧が必須となる。治療中や治療後を含む24時間は，収縮期血圧180mmHgかつ拡張期血圧105mmHg未満にコントロールする。以上は米国のガイドラインの推奨によるもので[3]，わが国もそれを踏襲している[4]。t-PA投与中の血圧が，より低い群で機能的予後がすぐれていることは，複数の研究から示されている[5,6]。11,080人を対象としたSITS-ISTRでは，収縮期血圧が141～150mmHgの群で投与後24時間と3カ月後の予後が最もよく，それ以上とそれ以下で予後が悪化していくというU字型のトレンドを取っている[7]。

　この「180/105mmHg未満」という目標値の根拠は，1999年に米国で提唱された，脳出血治療ガイドラインにおける血圧管理目標値である[8]。これをそのまま援用する形で，米国だけでなくわが国においても，現在までt-PA使用の際の目標値としてきた。ところが，2015年に新たに米国で示された脳出血治療ガイドラインにおいて，収縮期血圧140mmHgへの降圧が，安全かつ機能的予後を改善する可能性があるとして，エビデンスの集積から改訂が行われ，新たに推奨されている[9]。これに追随することになれば，わが国においてもt-PA投与例の管理目標値が早晩変わる（下がる）可能性がある。

　なお，血栓回収療法などの血管内治療を行う場合も，t-PAを使用する場合と同様の血圧管理をすることになっている。

❷ t-PAを使用しない急性期脳梗塞の場合

　脳梗塞で血栓溶解療法の対象とならない超急性期，急性期では，収縮期血圧220mmHgまたは拡張期血圧120mmHgを超えて持続する高血圧の場合，降圧前の血圧値の85～90％を目安として，慎重な降圧を行うことが米国のガイドラインで推奨され[3]，わが国もそれを踏襲している[4]。米国のガイドライン

では,「急性期脳梗塞に関しては昇圧・降圧の是非に関するエビデンスが不足している」と明記され[3]，あくまで専門家の意見として上記の血圧値が記載されている。したがって，日本脳卒中学会による『脳卒中治療ガイドライン2015』[4]中の文言も,「降圧を行うことを考慮しても良い」というものにとどまっている。これは，個々の研究では大部分において，さらに複数のメタアナリシス[10,11]においても機能的予後に及ぼす降圧のメリットを示すことができなかったことによる。

また，わが国の『脳卒中治療ガイドライン2015』では，大動脈解離・急性心筋梗塞・心不全・腎不全など降圧を要するほかの全身疾患を合併している場合など，個々の患者特性に応じて慎重な降圧療法を行うことを考慮してもよいとしている[4]。わが国の『高血圧治療ガイドライン2014』では，高血圧性脳症，心臓合併症，腎不全の予防を目的に降圧を行うとの記載がある[12]。

3 降圧方法・薬剤の選択

脳卒中の急性期に投与する降圧薬としては，Ca拮抗薬であるニカルジピン，ジルチアゼム，またニトログリセリンやニトロプルシドといった硝酸薬の持続静注が，すみやかな降圧が得られ調節性にもすぐれていることから使用される。具体的には，高血圧緊急症に対する一般的な使用法に準じる（**表1**）。

なお，Ca拮抗薬に関しては，わが国においてニカルジピンに「頭蓋内出血で止血が完成していないと推定される患者，脳卒中急性期で頭蓋内圧が亢進している患者」に対する使用が禁忌とされていた。日本脳卒中学会，日本脳神経外科学会，日本高血圧学会の働きかけにより，2011年6月の添付文書改定によって禁忌ではなくなった。また硝酸薬は脳血管を拡張し脳血流量を増加させることが知られているが，臨床的に転帰に影響したという報告はない。

表1 急性期脳梗塞に用いられる降圧薬(持続静注)

薬剤	用法・用量	副作用・注意点
ニカルジピン	0.5-6μg/kg/分	頻脈, 頭痛, 顔面紅潮
ジルチアゼム	5-15μg/kg/分	徐脈, 房室ブロック, 洞停止
ニトログリセリン	5-100μg/kg/分	頭痛, 嘔吐, 頻脈, 要遮光
ニトロプルシド・ナトリウム	0.25-2μg/kg/分	悪心, 嘔吐, 頻脈, シアン中毒, 要遮光

(文献12より引用, 一部改変)

4 患者特性に配慮した血圧管理の必要性

　先にも述べたが, 急性期脳梗塞においては「ペナンブラを救うこと」をつねに意識しながら診療にあたるべきである。具体的には, 血圧が下がりすぎないことへの留意が必要である。とくに穿通枝の基部において, アテローム血栓性の機序で閉塞が起きた際に発症するBAD(branch atheromatous disease)の急性期には, 不用意に頭部を挙上しただけで, 神経症状が即座に悪化することもしばしばみられる。発症時にすでに血管内脱水を呈している場合や, 発症後に意識障害や嚥下障害を呈する場合も多いことから, 体液量評価と輸液管理は必須である。米国のガイドラインには, 循環血液量が増加している場合でない限りは輸液を行うべきとあり, その際は0.9%食塩水(生理食塩水)の使用が望ましいとしている[3]。

　一方, 過剰な高血圧は虚血組織の浮腫を悪化させ, 梗塞後に再開通した際の血管内皮の破綻から, 梗塞後出血をもたらすことも理屈として理解しやすい[3]。したがって, t-PAを使用しない場合でも, 広範な脳浮腫を呈し梗塞後出血をきたす可能性のある, たとえば, 心原性脳塞栓による大梗塞などの場合には, 積極的に降圧を考慮する場合もあると考えられる。急性期でも, 発症前の降圧療法を継続しても悪化がもたらされないことも知られている[13]。臨床医が必要と判

断する症例には，恐れずに，しかし慎重に，急性期の降圧を行ってもよいかもしれない。

　急性期脳梗塞は，急激かつ大幅に病態が変化することが少なくない。わが国で遵守が求められるt-PA投与後の管理指針に，それが如実に表れている。実に投与開始後から2時間後までは15分ごと，そこから8時間後までは30分ごと，そして24時間後までは1時間ごとの厳格な血圧の測定が求められる[14]。神経学的評価の実施もほぼ同様のタイミングであるが，15分ごとの評価を要するのは投与開始後1時間後までである点が異なる。出血のリスクの高いt-PA使用例のみならず，すべての脳卒中患者で同様の心構えが必要である。エビデンスの不足から，いまだガイドラインの整備が十分ではない部分もある。結局は，脳卒中に対峙する臨床医の，個々の患者へのきめの細かい，臨機応変な対応が求められているといえよう。

文献

1) Bath P et al: International Society of Hypertension (ISH): statement on the management of blood pressure in acute stroke. J Hypertens 21(4): 665-672, 2003
2) Osaki Y et al: Post-stroke hypertension correlates with neurologic recovery in patients with acute ischemic stroke. Hypertens Res 21(3): 169-173, 1998
3) Jauch EC et al: Guidelines for the early management of patients with acute ischemic stroke: a guideline for healthcare professionals from the American Heart Association/American Stroke Association. Stroke 44(3): 870-947, 2013
4) 日本脳卒中学会脳卒中ガイドライン委員会編: 脳卒中治療ガイドライン2015. 東京, 協和企画, 2015
5) Yong M, Kaste M: Association of characteristics of blood pressure profilesand stroke outcomes in the ECASS-II trial. Stroke 39(2): 366-372, 2008
6) Tomii Y et al: Effects of hyperacute blood pressure and heart rate on stroke outcomes after intravenous tissue plasminogen activator. J Hypertens 29(10): 1980-1987, 2011
7) Ahmed N et al: Relationship of blood pressure, antihypertensive therapy, and outcome in ischemic stroke treated with intravenous thrombolysis: retrospective analysis from Safe Implementation of Thrombolysis in Stroke-International Stroke Thrombolysis Register (SITS-ISTR). Stroke 40(7): 2442-2449, 2009
8) Broderick JP et al: Guidelines for the management of spontaneous intracerebral hemorrhage: A statement for healthcare professionals from a special writing group of the Stroke Council, American Heart Association. Stroke 30(4): 905-915, 1999
9) Hemphill JC 3rd et al: Guidelines for the Management of Spontaneous Intracerebral Hemorrhage: A Guideline for Healthcare Professionals From the American Heart Association/American Stroke Association. Stroke 46(7): 2032-2060, 2015
10) Geeganage C, Bath PM: Vasoactive drugs for acute stroke. Cochrane Database Syst Rev 7: 2010: CD002839
11) Geeganage C, Bath PM: Interventions for deliberately altering blood pressure in acute stroke. Cochrane Database Syst Rev 4: 2008: CD000039
12) 日本高血圧学会高血圧治療ガイドライン作成委員会編: 高血圧治療ガイドライン2014. 東京, ライフサイエンス出版, 2014
13) Robinson TG et al: Effects of antihypertensive treatment after acute stroke in the Continue or Stop Post-Stroke Antihypertensives Collaborative Study (COSSACS): a prospective, randomised, open, blinded-endpoint trial. Lancet Neurol 9(8): 767-775, 2010
14) 日本脳卒中学会脳卒中医療向上・社会保険委員会rt-PA（アルテプラーゼ）静注療法指針改訂部会編: rt-PA（アルテプラーゼ）静注療法適正治療指針第二版, 2012

4　脱・脳卒中のための血圧管理の極意（二次予防）

2）内科・外科の連携における血圧管理

澤田 潤

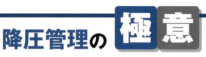

降圧管理の**極意**

❶ 脳出血およびくも膜下出血の急性期には降圧療法を考慮する。
❷ 脳出血，くも膜下出血のいずれの発症予防にも高血圧治療が重要である。

1　脳出血の急性期血圧管理

　2013年に発表されたINTERACT 2試験では，脳出血急性期の患者群の収縮期血圧を140mmHg未満に降下させ，7日間維持する強化治療群と，収縮期血圧180mmHg未満に降下させる標準治療群との間には90日後の死亡や重大な機能障害に差はなかったものの，機能転帰の解析は強化治療群で有意に良好であり，致死的ではない重大事象の発生率に両群で差がなかったと報告されており[1]，脳出血急性期の血圧は，できるだけ早期に収縮期血圧140mmHg未満に降下させ，7日間維持することを考慮してもよいとされている[2]。急性期

脳出血のニカルジピン静注による降圧療法に関するSAMURAI-ICH研究では，発症3時間以内のテント上脳出血患者を入院後24時間収縮期血圧120〜160mmHgにコントロールした群の中でも，最も厳格に血圧を降下させた群において，神経症候増悪，血腫増大，転帰不良の症例が少なかった[3]。『高血圧治療ガイドライン2014』においては，脳出血発症24時間以内の超急性期，急性期，亜急性期では収縮期血圧180mmHgまたは平均130mmHgを超える場合に降圧対象になるとされている[4]。『脳卒中治療ガイドライン2015』では，前述の試験を含む近年の臨床試験において，140mmHg以下への降圧強化が死亡や重大な機能障害を増大させなかったこと，有害事象を増加させずに機能転帰を改善させたことから，『高血圧治療ガイドライン2014』よりもさらに低く，収縮期血圧140mmHg以下に降圧することが推奨されている[2]。脳出血のうち，神経学的所見が中等症，血腫量が31mL以上でかつ血腫による圧迫所見が高度な被殻出血，脳表からの深さが1cm以下の皮質下出血，最大径が3cm以上で神経学的症候が増悪している，または脳幹を圧迫し脳室閉塞による水頭症をきたしている小脳出血では，手術療法が考慮される[2]。

2 くも膜下出血の急性期血圧管理

くも膜下出血の初期治療の目的として再出血の予防があり，来院時収縮期血圧高値が再出血の危険因子として挙げられており，発症直後から積極的に降圧薬を投与する[2]。具体的な降圧目標値として，収縮期血圧を160mmHg未満にすることがAmerican Heart Association/American Stroke Associationガイドラインで提案されているものの，わが国の多施設研究では，再出血例の多くで収縮期血圧が120〜140mmHgであったとされており，明確な降圧の基準値は確立されていない[5]。とくに重症例においては，頭蓋内圧が上昇している際の不用意な降圧は脳灌流圧の低下を招き，逆に脳虚血を増悪させる場合があり，降圧薬の投与は慎重に行う必要がある。

表1 Hunt and Hess分類

Grade	神経症状
I	無症状か，最小限の頭痛および軽度の項部硬直をみる
II	中等度から強度の頭痛，項部硬直をみるが，脳神経麻痺以外の神経学的失調はみられない
III	傾眠状態，錯乱状態，または軽度の巣症状を示すもの
IV	昏迷状態で，中等度から重篤な片麻痺があり，早期除脳硬直および自律神経障害をともなうこともある
V	深昏睡状態で除脳硬直を示し，瀕死の様相を示すもの

(文献6より引用，一部改変)

表2 WFNS分類

Grade	GCS score	主要な局所神経症状(失語あるいは片麻痺)
I	15	なし
II	14-13	なし
III	14-13	あり
IV	12-7	有無は不問
V	6-3	有無は不問

(文献7より引用，一部改変)

　破裂脳動脈瘤の再出血予防処置として，開頭による外科的治療あるいは開頭を要しない血管内治療を行うことが強く勧められており，二つの重症度分類，「Hunt and Hess分類」(**表1**)[6]，および「WFNS分類」(**表2**)[7]のGrade I～IIIでは発症72時間以内に手術を行うことが推奨されている。重症度分類のGrade IVでは，患者の年齢や動脈瘤の部位などを考えたうえで手術の適応の有無を判断し，重症度分類のGrade Vでは原則として手術の適応はない[2]。初期治療と同様に，手術中も同様に術中破裂率を低下させる目的で薬剤を用いて低

血圧管理を行う場合がある[8]。手術中の収縮期血圧の最高値が高いことは転帰悪化因子となるが、術前血圧に比べ過度に降圧することも転帰の悪化につながるため[9]、過度の降圧は避けた方がよい。

3 脳出血，くも膜下出血の発症予防における血圧管理

　脳出血，くも膜下出血の発症に共通した危険因子として高血圧があり，それらの発症予防として高血圧に対する治療が重要である。

　わが国での脳出血罹患者において高血圧の集団寄与割合は76％に達し，高血圧は脳卒中のなかでもとくに脳出血の最大の危険因子といえる[10]。血圧水準と脳卒中発症との間には正の相関があり，とくに脳出血の発症や死亡率においてこの傾向が強いことから[11]，高血圧に対して降圧療法が強く勧められる。脳出血の再発に関しても，血圧のコントロール不良例で頻度が高く，わが国の観察研究ではとくに拡張期血圧が90mmHgを超える症例での再発率が高く，125／75mmHg未満では起こりにくいと報告されている[12]。脳出血患者では収縮期血圧が120mmHg以上であれば再発予防に降圧療法が有効で，112～168mmHgの到達血圧値の範囲では血圧が低値なほど脳出血の発症は少なかった[13]。『高血圧治療ガイドライン2014』では慢性期脳出血の降圧目標を140／90mmHg未満とし，可能であれば130／80mmHg未満を目指すとされている[4]。

　くも膜下出血における高血圧症の相対危険率は2.8となり[14]，5mm以下の未破裂動脈瘤を有する患者では，高血圧があることが脳動脈瘤破裂の有意な危険因子であるとの報告があり[15]，くも膜下出血発症の予防のために高血圧の改善を行うことが強く勧められる[2]。

脳出血やくも膜下出血の発症予防手段として高血圧の治療は重要であり，もし発症した場合には急性期の血圧管理を行いながら，手術治療の実施について考慮する必要があることから，内科と脳神経外科が連携して，その発症予防や治療にあたることが必要である．

文献

1) Anderson CS et al: Rapid blood-pressure lowering in patients with acute intracerebral hemorrhage. N Engl J Med 368(25): 2355-2365, 2013
2) 日本脳卒中学会 脳卒中ガイドライン委員会編：脳卒中治療ガイドライン2015．東京，協和企画，2015
3) Sakamoto Y et al: Systolic blood pressure after intravenous antihypertensive treatment and clinical outcomes in hyperacute intracerebral hemorrhage. Stroke 44(7): 1846-1851, 2013
4) 日本高血圧学会 高血圧治療ガイドライン作成委員会編：高血圧治療ガイドライン2014，東京，ライフサイエンス出版，2014
5) Tanno Y et al: Rebleeding from ruptured intracranial aneurysms in North Eastern Province of Japan. J Neurol Sci 258(1-2): 11-16, 2007
6) Hunt WE, Hess RM: Surgical risk as related to time of intervention in the repair of intracranial aneurysms. J Neurosurg 28(1): 14-20, 1968
7) Report of World Federation of Neurological Surgeons Committee on a Universal Subarachnoid Hemorrhage Grading Scale. J Neurosurg 68(6): 985-986, 1988
8) Abe K et al: Effect of nicardipine and diazepam on internal carotid artery blood flow velocity and local cerebral blood flow during cerebral aneurysm surgery for subarachnoid hemorrhage. J Clin Anesth 6: 99-105, 1994
9) Foroohar M et al: Intraoperative variables and early outcome after aneurysm surgery. Surg Neurol 54(4): 304-315, 2000
10) Fukuhara M et al: Impact of lower range of prehypertension on cardiovascular events in a general population. J Hypertens 30(5): 893-900, 2012
11) Takashima N et al: Long-term risk of BP values above normal for cardiovascular mortality. J Hypertens 30(12): 2299-2309, 2012
12) Irie K et al: The J-curve phenomenon in stroke recurrence. Stroke 24(12): 1844-1849, 1993
13) Arima H et al: Lower target blood pressures are safe and effective for the prevention of recurrent stroke. J Hypertens 24(6): 1201-1208, 2006
14) van Gijn J et al: Subarachnoid haemorrhage: diagnosis, causes and management. Brain 124 (Pt 2): 249-278, 2001
15) Sonobe M et al: Small unruptured intracranial aneurysm verification study. Stroke 41(9): 1969-1977, 2010

4 脱・脳卒中のための血圧管理の極意（二次予防）

3) 慢性期における血圧の管理（外来）

小山 聡

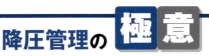

降圧管理の極意

❶ 血圧管理は脳卒中再発予防にきわめて有効。
❷ 脳循環自動調節能を加味した降圧治療が必要。
❸ 診察室外での血圧値も重視。

1 高血圧は脳出血と脳梗塞に共通の最大の危険因子

　血圧と脳出血および脳梗塞の死亡率・罹患率の関係には直線的な正の相関が認められ，血圧が高いほどその発症率は高くなることが知られている[1]。くも膜下出血をきたす危険因子としても高血圧が挙げられる。無症候性脳出血および微小脳出血は，症候性脳出血の危険因子であるが，高血圧合併例でその頻度が高くなる。血圧の管理はこうした脳卒中の二次予防にきわめて有効である。

脳梗塞の再発予防に関しては多くのメタアナリシスのデータがあり,『高血圧治療ガイドライン2014』[2]や『脳卒中治療ガイドライン2015』[3]においても積極的な降圧を推奨している。脳出血では血圧のコントロール不良例での再発が多く,とくに微小脳出血合併例では厳格な血圧コントロールを考慮すべきである。脳出血のリスクとしてT2*画像で検出されるmicrobleeds(MBs)の重要性が近年明らかにされている。欧米人と比較してMBsはアジア人,とくに日本人では脳出血の発症により強く寄与することが示されており,より厳格な血圧の管理が必要である。くも膜下出血をきたす危険因子として喫煙,飲酒,高血圧が挙げられ,生活習慣の是正とともに血圧のコントロールがその発症予防において重要である。

2 脳血管障害時には高血圧の治療が重要

　脳卒中再発予防のためには,最大の危険因子である高血圧をいかにコントロールするかが重要となる。脳梗塞の再発予防では降圧療法が推奨される。『脳卒中治療ガイドライン2015』によれば,目標とする血圧レベルは少なくとも140/90mmHg未満である。血圧をどのくらいまで下げても大丈夫なのか,いわゆるJカーブまたはUカーブ現象についてはまだ議論の域を出ていない。両側頸動脈が高度に狭窄している患者では,収縮期血圧が140mmHgまで低下した群で脳卒中のリスクが有意に増加したとの報告もあり,両側内頸動脈狭窄,主幹動脈閉塞例では降圧療法を考慮してもよいが過度の降圧に注意する必要がある。また,脳梗塞再発予防の症例では抗血栓薬内服例がほとんどであるが,血圧のコントロールが悪いと逆に脳出血を呈するリスクが増大する。そのため,抗血小板薬内服中では,可能であればより低い血圧レベルが推奨され,血圧は130/80mmHg未満を目指すことを考慮する。また,糖尿病合併例や蛋白尿合併例においても,脳卒中のリスク低減の観点から130/80mmHg未満を目標に降圧することを考慮する。脳出血の再発は,血圧のコントロール不良例で多く,再発予防のために血圧を140/90mmHg未満に,可能であれば

130/80 mmHg 未満にコントロールすることが勧められる。とくに MBs 合併例ではより厳格な血圧コントロールを行うことを考慮する。くも膜下出血の慢性期に関するエビデンスはないが，血圧管理に関しては脳出血に準じることが『高血圧治療ガイドライン2014』に記載されている。高齢者の血圧管理に関しては，降圧により脳卒中発症の抑制が期待できるが，Framingham 研究[4]や NIPPON DATA 80[5]，JATOS[6]などの結果から，過度の降圧による心血管イベントの増加を招く可能性も指摘されており，150/90 mmHg 未満と緩やかな目標値にするのが望ましい。

3 降圧目標達成のための推奨降圧薬とその積極的適応症例

　脳血管障害時における第一選択の降圧薬は，Ca 拮抗薬，利尿薬，アンジオテンシン変換酵素（ACE）阻害薬，アンジオテンシンⅡ受容体拮抗薬（ARB）などが強く勧められる。とくに，ACE 阻害薬や ARB は心不全や発作性心房細動といった心疾患合併例で推奨される。ACE 阻害薬や ARB は糖尿病合併例においてインスリン抵抗性の改善が期待でき，慢性腎臓病合併例においても腎保護効果が期待される同薬が推奨される。血圧変動が大きい場合には，Ca 拮抗薬と利尿薬が変動を少なくするという点で脳卒中再発予防にすぐれる。いくつかの大規模臨床試験において，ACE 阻害薬や ARB，Ca 拮抗薬などの降圧薬による厳格な治療が認知症の発症を抑制したという報告がみうけられる。血圧の厳格な管理は，認知機能の低下のみならず認知症の発症をも予防すると考えられており，その観点からも ACE 阻害薬や ARB，Ca 拮抗薬による降圧が推奨される。ACE 阻害薬の代表的な副作用に咳嗽があるが，東洋人においては誤嚥性肺炎の予防につながる可能性がある成績が示されている。**表1**に JSH 2014 で示された亜急性期から慢性期における脳血管障害を合併する高血圧治療のまとめを示す。

表 1 脳血管障害を合併する高血圧の治療

		降圧治療対象	降圧目標	降圧薬
亜急性期 (発症3-4週)	脳梗塞	SBP>220mmHgまたはDBP>120mmHg	前値の85-90%	経口薬 (Ca拮抗薬, ACE阻害薬, ARB, 利尿薬)
		SBP180-220mmHgで頸動脈または脳主幹動脈に50%以上の狭窄のない患者	前値の85-90%	
	脳出血	SBP>180mmHg MBP>130mmHg SBP150-180mmHg	前値の80% SBP140mmHg程度	
慢性期 (発症1カ月以後)	脳梗塞	SBP≧140mmHg	<140/90mmHg*1	
	脳出血 くも膜下出血	SBP≧140mmHg	<140/90mmHg*2	

SBP: 収縮期血圧, DBP: 拡張期血圧, MBP: 平均動脈血圧
*1: 降圧は緩徐に行い, 両側頸動脈高度狭窄, 脳主幹動脈閉塞の場合には, とくに下げすぎに注意する。ラクナ梗塞, 抗血栓薬併用時の場合は, さらに低いレベル130/80mmHg未満を目指す
*2: 可能な症例は130/80mmHg未満を目指す

(文献2より引用, 一部改変)

4 降圧方法

　降圧薬は1日1回投与を原則とするが, 24時間にわたる厳格な降圧達成のためには, 1日2回の分割投与(朝, 就寝前など)も推奨されている。また, 2〜3剤の併用が必要となる場合には, 少量(1/4〜1/2錠)の利尿薬(RA系阻害薬との合剤を含む)の積極的な使用を勧めている。適切な2剤の併用として, Ca拮抗薬はほかのすべての第一選択薬との併用が可能, かつ有用で, ARBあるいはACE阻害薬はCa拮抗薬および利尿薬との併用が推奨される。

5　脳循環自動調節能を加味した降圧治療

　目標血圧まで降圧する際には，脳循環自動調節能を考慮する必要がある。生理的条件下において脳血流量は，脳灌流圧が上昇すると脳血管が収縮し，逆に脳灌流圧が低下すると脳血管が拡張することによってつねに一定に保持される。この機序により，脳は血圧下降時における脳虚血や，血圧上昇時における血液脳関門の破綻・脳浮腫の合併から守られている。自動調節の作動する範囲は，平均動脈血圧で約50〜160 mmHgである。この自動調節域は加齢や高血圧などで血圧の高い方へ偏位し，また脳血管障害急性期には破綻している。よって脳卒中の急性期にはわずかな血圧の低下でも脳血流が低下し，病巣（梗塞）の増大をきたすことが懸念される。さらに，脳虚血部は血管麻痺の状態であるため，血管拡張作用を有する薬物は健常部にのみ作用し，病巣部の血流は逆に減少する，いわゆる脳内盗血現象を生ずることがある。よって降圧治療の際には，めまいやふらつきなどの患者の訴えを聞きながら1〜3カ月をかけてゆっくりと降圧していく必要がある。脳主幹動脈閉塞時（とくに椎骨脳底動脈系）の病変では脳循環自動調節能が3カ月以上も遷延することがあるので，注意が必要である。

6　外来における血圧測定

　外来診療室における血圧の測定は，必ずしも真の血圧を反映していないことが多く，測定の際にも**表2**に従った測定法に注意する必要がある。自動巻きつけ式血圧計を用いて患者が自己測定する場合には，**表2**の測定条件に加えてカフが肘関節にかからないこと，カフと心臓の高さが一致することを指導する必要がある。本来血圧は，時間やおかれた状況および状態により，大きく変動するものである。家庭血圧の測定や24時間自由行動下血圧測定は，降圧薬による過剰な降圧あるいは不十分な降圧を評価するのに有用である。詳細はここでは省

表2 診察室血圧測定法

1. 装置	a. 精度検定された水銀血圧計，アネロイド血圧計による聴診法が用いられる。精度検定された電子血圧計も使用可 b. カフ内ゴム嚢の幅13cm，長さ22-24cmのカフを用いる 　（腕周27cm未満では小児用カフ，腕周34cm以上では成人用大型カフを使用）	
2. 測定時の条件	a. 静かで適当な室温の環境 b. 背もたれつきの椅子に脚を組まずに座って数分の安静後 c. 会話をかわさない d. 測定前に喫煙，飲酒，カフェインの摂取を行わない	
3. 測定法	a. カフ位置は，心臓の高さに維持 b. 急速にカフを加圧する c. カフ排気速度は2-3mmHg/拍あるいは秒 d. 聴診法ではコロトコフ第I相の開始を収縮期血圧，第V相を拡張期血圧とする	
4. 測定回数	1-2分の間隔をあけて少なくとも2回測定。この2回の測定値が大きく異なっている場合には，追加測定を行う	
5. 判定	a. 安定した値[*1]を示した2回の平均値を血圧値とする b. 高血圧の診断は少なくとも2回以上の異なる機会における血圧値に基づいて行う	
6. その他の注意	a. 初診時には，上腕の血圧左右差を確認 b. 厚手のシャツ，上着の上からカフを巻いてはいけない。厚地のシャツをたくし上げて上腕を圧迫してはいけない c. 糖尿病，高齢者など起立性低血圧の認められる病態では，立位1分および3分の血圧測定を行い，起立性低血圧の有無を確認 d. 聴診者は十分な聴力を有する者で，かつ測定のための十分な指導を受けた者でなくてはならない e. 脈拍数も必ず測定し記録	

*1: 安定した値とは，目安として測定値の差がおよそ5mmHg未満の近似した値をいう

（文献2より引用，一部改変）

略するが，外来診療室における血圧値のみならず，診察室外での血圧値も参考にしながら血圧調節を行う必要がある。

文献

1) Collins R et al: Blood pressure, stroke, and coronary heart disease. Part 2, Short-term reductions in blood pressure: overview of randomised drug trials in their epidemiological context. Lancet 335(8693): 827-38, 1990
2) 日本高血圧学会高血圧治療ガイドライン作成委員会編: 高血圧治療ガイドライン2014. 東京, ライフサイエンス出版, 2014
3) 日本脳卒中学会脳卒中ガイドライン委員会編: 脳卒中治療ガイドライン2015. 東京, 協和企画, 2015
4) Port S et al: Systolic blood pressure and mortality. Lancet 355(9199): 175-180, 2000
5) 早川岳人ほか: 循環器疾患死亡とADL低下予防における血圧管理の重要性 NIPPON DATAより. 最新医学57(6月増刊): 1360-1368, 2002
6) JATOS Study Group: Principal results of the Japanese trials to assess optimal systoric blood pressure in elderly hypertensive patients (JATOS). Hypertens Res 31(12): 2115-2127, 2008

5 脱・脳卒中のための抗血栓療法と降圧療法の極意

1) 心房細動患者における抗凝固薬と脳卒中

川村 祐一郎

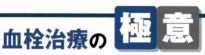

血栓治療の極意

❶ 心房細動患者の脳梗塞予防はNOACの時代。
❷ 使い分けの鍵は脳梗塞の阻止力，出血性合併症への安全性，内服回数。
❸ 十分な降圧療法下での投与が重要。

はじめに

　心房細動（AF）が，脳梗塞を主とする心原性血栓塞栓症の大きな原因であることは論をまたない。50年来これを予防する薬剤はワルファリンのみであった。しかし現在では，新規経口抗凝固薬（novel oral anticoagulants: NOAC）すなわちダビガトラン（抗トロンビン薬）・リバーロキサバン・アピキサバン・エドキサバン（以上Xa阻害薬）が非弁膜症性AFにおける抗血栓療法の中心となっていることは周知の通りである。その理由は，これらの薬剤はいずれも，①食物の制限

がない,②モニタリング不要,③塞栓症発症率や出血合併症などにおいて,ワルファリンに勝るか,少なくとも同等(非劣性)である(大規模臨床研究の成績に基づく)といった点で,きわめて使用しやすくかつ有益と考えられるためである。

この使用しやすさは,同時に抗凝固薬の使用ガイドラインに変革をもたらし,「よりリスクの低いAF症例にも抗凝固薬を投与する」という方向に変わってきた。そこで,本項では,AFの脳梗塞発症リスクおよび治療についての現在の考え方と,新しいガイドラインについてまとめる。なお「NOAC」の「N」は「Novel」の略語であったが,すでに「新しい」とは言い難い点から,non-Vitamin K antagonist oral antagonists(NOAC)と変換されて使用される傾向にある。また,その作用メカニズムからdirect oral anticoagulants(DOAC),target-specific oral anticoagulants(TSOAC)などの略語も出現してきている[1]。

1 CHADS₂スコアとCHA₂DS₂-VAScスコア,およびガイドラインの変遷

従来,AF患者の脳梗塞予測因子として汎用されてきたものに,CHADS₂スコアがある。うっ血性心不全(congestion),高血圧(hypertension),高齢(age＞75),糖尿病(diabetes)をそれぞれ各1点,脳卒中の既往(stroke)を2点とカウントするもので,合計点が高いほど脳梗塞発症率が高いとされる(「CHADS₂スコア」のネーミングは各々の頭文字による)[2]。CHADS₂スコア2点以上でワルファリン推奨,1点ではワルファリン考慮可というのが2008年のわが国のガイドラインであった。ところが,同じ1点でも,年齢75歳以上というのは他の1点に比べて脳梗塞発症率が高いことが明らかとなり,さらに年齢を層別化する必要があると考えられるようになった。こういった観点から,2010年に欧州で,年齢65～74歳を1点,75歳以上を2点としたCHA₂DS₂-VAScスコアが提唱された[3]。

NOACの台頭は，さらにガイドラインに変化をもたらした。日本循環器学会による『心房細動治療（薬物）ガイドライン（2013年改訂版）』の「心房細動における抗血栓療法」[4]では，CHADS$_2$スコア1点でダビガトラン・アピキサバン推奨，リバーロキサバン・エドキサバン・ワルファリンは考慮可となっており，かつ65歳以

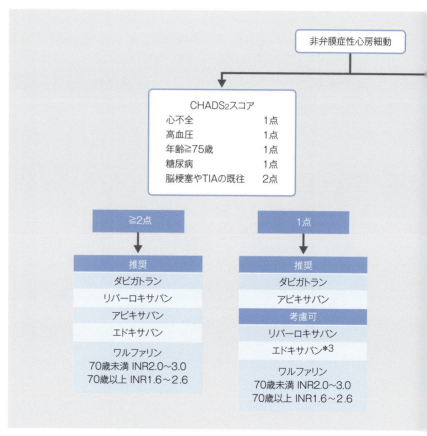

図1　心房細動における抗血栓療法

同等レベルの適応がある場合，新規経口抗凝固薬がワルファリンよりも望ましい。

（文献4より引用）

上74歳以下（すなわちCHA$_2$DS$_2$-VASCスコア1点に相当）のAF患者にもすべての抗凝固薬が考慮可とされた（**図1**）。また「その他のリスク」中に「65≦年齢≦74」とあり，CHA$_2$DS$_2$-VAScスコア1点の患者の一部にも抗凝固薬の使用が考慮されうる。付加条頁として「同等レベルの適応がある場合，新規経口抗

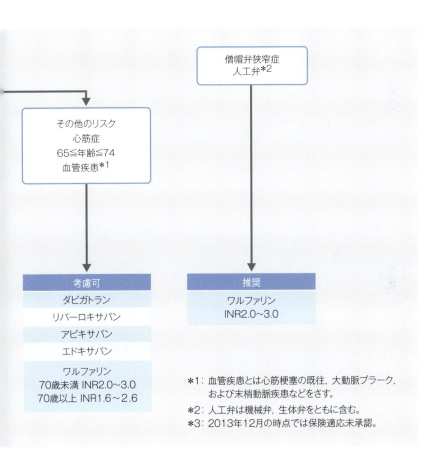

凝固薬がワルファリンよりも望ましい」と記載されている。こういった追加・更新の最大の原動力は、比較的リスクが低いAFでも脳梗塞を発症しうるという事実と、NOACの簡便性・有効性によるところが大きい。

2 頭蓋内出血と抗凝固薬

　日本においては，従来よりワルファリンによる頭蓋内出血に対する医家の懸念が強く，PT-INR（プロトロビン時間-国際標準比）1.6〜2.6という独自の基準が作成されたり，不十分な投薬〔すなわちTTR（治療域内時間）が低い〕が行われる傾向が強かったが，これには，アジア人はほかの人種に比べてワルファリン投与下での頭蓋内出血の頻度が高いという事実が背景として存在する[5]。

　4つのNOACに関する大規模臨床試験の結果，いずれもワルファリンに比べて有意に頭蓋内出血が少ないとの結果であった。また，たとえNOAC投与下で頭蓋内出血が発症したとしても，その増大はワルファリンに比べてきわめて少ない[6]との報告もある。当教室の研究[7]でも，MRI上の微小出血（microbleeds）の経年変化の観察において，その増加はNOAC投与患者ではまったく見られず，ワルファリン投与患者で増加したとの知見が得られている。以上より，頭蓋内出血が懸念される場合，NOACはワルファリンに比べて安全性が高いことはほぼ確実であろう。

　しかしながら，4つのNOACがすべて同等の条件を有しているわけではない。以下に，NOACの副作用発現に関連すると思われる各項について論じてみる。

1 投与回数

　現在使用可能なNOACのうち，ダビガトラン・アピキサバンは1日2回投与，リバーロキサバン・エドキサバンは1日1回投与となっている。患者にとっての利便性（併用しているほかの薬剤が1日1回である，1日2回だとどうしても2回目を飲み忘れる傾向がある，など）を考えると，1日1回薬の方が都合がよい。しかしながら，

図2のように，1日1回薬における血中濃度は2回薬に比べてピークが高くトラフが低い傾向にあり[8]，前者は出血の，後者は血栓阻止能の低下につながるという懸念がある。

2 腎排泄率

ダビガトラン，リバーロキサバン，アピキサバン，エドキサバンの腎排泄率は，それぞれ80％，36％，25％，50％であり，ダビガトランにおいて高い。したがって，腎機能低下患者における同薬剤の投与にはより注意を要する。ちなみに，ダビガトランのみがクレアチニンクリアランス30 mL/分以下の症例に投与不可である。

3 高齢者への投与

NOACの投与基準として，ダビガトランにおいて，70歳以上では1日300 mgの標準用量よりも220 mgの低用量が推奨される。アピキサバンにおいては，①80歳以上，②体重60 kg以下，③血清クレアチニン1.5 mg/dL以上，の3条件のうち2つ以上を満たした患者に対しては，低用量である1日5 mg投与が定められている。ほかの2剤には投与量の基準に年齢の要素は記されていない。これらの基準を踏まえつつ，高齢者については基本的に低用量を中心に，NOACの使用がなされているのが現状と思われる。

3　抗凝固療法と降圧

この点については次項で詳細に述べられるが，およそ降圧が不十分な状況で頭蓋内出血の懸念を払拭できる抗凝固療法というものは存在しない（5章-2参照）。NOACにせよワルファリンにせよ，高血圧患者の場合は十分な降圧療法のもとに投薬を行うべきである。

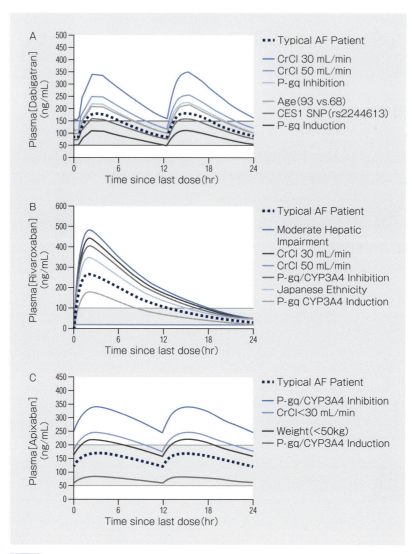

図 2 1日1回と2回内服の薬物動態プロファイル

A: ダビガトラン300mg/日, B: リバーロキサバン20mg/日, C: アピキサバン10mg/日の血漿中濃度を示す。ほかに付帯状況のない典型的なAF患者（▪▪▪▪）では，1日2回薬のA, Cにおいてほぼ全日至適濃度（陰影帯）の範囲に収まっているのに対し，1日1回薬のBでは投与2時間後に至適濃度を超えるピークを迎える一方，24時間後のトラフ値はほぼ0に等しくなっている。

（文献8より引用）

4 NOACの使い分けのまとめ

図3は，Shieldsらがまとめた，AF患者の脳卒中予防における患者特性に合わせた適切な抗凝固薬の選択である[9]。この図の要点は，①基本的に安全性を重視すればアピキサバン，ダビガトラン低用量，エドキサバンが投与の主体となる。②ワルファリンなどVitamin K antagonistの良好なコントロール下でも脳梗塞を発症した場合には，大規模臨床試験においてワルファリンに勝ったダビガトラン常用量（1日300 mg）が望ましい。③1日1回投与という利便性を最も重視するならば，エドキサバン，リバーロキサバンの使用を考慮する。ただし，これは一応の目安であって，実臨床においては，個々の患者との十分なインフォームドコンセントのもとに薬剤を選択すべきであるのは言うまでもない。

おわりに

ガイドラインの改訂を待つまでもなく，これまでも多くの医家は，たとえば「ほかのリスクがまったくない69歳のAF患者」すなわちCHADS₂スコア0点であるがCHA₂DS₂-VAScスコア1点の患者にもワルファリンを投与する方針をとっていたように思われる。つまり，こういった患者が脳梗塞を起こさないという保証はないことを実感していたからであろう。ただワルファリンの出血に対する懸念とコントロールの煩雑さは拭いきれないものであったが，近年のNOACの登場は，この問題に解決の方向をもたらした。しかしながら，非弁膜症性AFの治療の世界からワルファリンが消滅したわけではなく，いまも継続されており，服薬状況や副作用の面からなんら問題がない症例などは，適切なコントロール（PT-INR値）が確保できるならば，あえてNOACへの変更を強要する必要はない[10]。繰り返すが，個々の患者ごとの抗凝固療法の目的の主眼を踏まえ，十分なインフォームドコンセントのもとに薬剤を選択することが重要と思われる。高血圧患者では，不十分な降圧下での抗凝固療法は頭蓋内出血を引き起こす可能性が高く，この点はどの

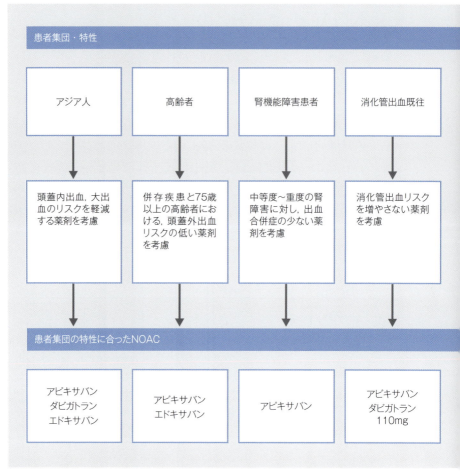

図 3 AF 患者の脳卒中予防における患者特性に合わせた適切な抗凝固薬の選択

＊: VKA: Vitamin K Antagonist（ワルファリンなど）

(文献9より引用，一部改変)

NOACもワルファリンも変わりはない。

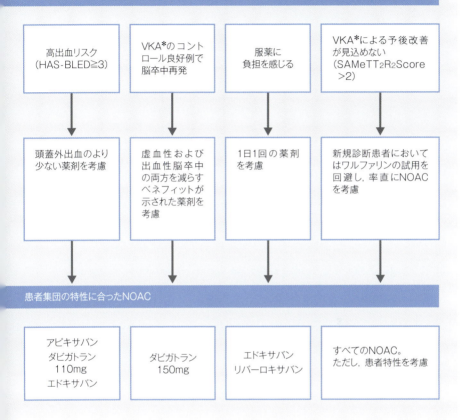

文献

1) Barnes GD et al: Recommendation on the nomenclature for oral anticoagulants: communication from the SSC of the ISTH. J Thromb Haemost 13(6): 1154-1156, 2015
2) Gage BF et al: Validation of clinical classification schemes for predicting stroke: results from the National Registry of Atrial Fibrillation. JAMA 285(22): 2864-2870, 2001
3) Camm AJ et al: ESC Committee for Practice Guidelines(CPG). 2012 fcused update of the ESC Guidelines for the management of atrial fibrillation: an update of the 2010 ESC Guidelines for management of atrial fibrillation. Developed with the special contribution of the European Heart Rhythm Association. Eur Heart J 33: 2729-2747, 2012
4) 心房細動治療(薬物)ガイドライン(2013年改訂版). 循環器病の診断と治療に関するガイドライン(2012年度合同研究班報告), 2014 p21
http://www.j-circ.or.jp/guideline/pdf/JCS2013_inoue_h.pdf(2015年10月閲覧)
5) Shen AY et al: Racial/ethnic differences in the risk of intracranial hemorrhage among patients with atrial fibrillation. J Am Coll Cardiol 50(4): 309-315, 2007
6) Komori M et al: Intracranial hemorrhage during dabigatran treatment. Circ J 78(6): 1355-1341, 2014
7) Saito T et al: Non-Vitamin K antagonist oral anticoagulants do not increase cerebral microbleeds. J Stroke Cerebrovasc Dis 24(6): 1373-1377, 2015
8) Gong IY, Kim RB: Importance of pharmacokinetic profile and variability as determinants of dose and response to dabigatran, rivaroxaban, and apixaban. Can J Cardiol 29(7 Suppl): S24-S33, 2013
9) Shields AM, Lip GY: Choosing the right drug to fit the patient when selecting oral anticoagulation for stroke prevention in atrial fibrillation. J Intern Med 278(1): 1-18, 2015
10) Kawamura Y: Warfarin therapy still survives as an anticoagulation treatment for patients with atrial fibrillation-importance of maintaining the target PT-INR. Circ J 78(6): 1320-1322, 2014

5 脱・脳卒中のための抗血栓療法と降圧療法の極意

2) 抗血栓療法と降圧治療

幸村 近

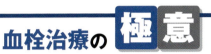

血栓治療の極意

1. 降圧薬の種類を問わず、とにかく下げる。まずは140/90mmHg未満が目標。可能であれば130/80mmHg未満を目指す。
2. 降圧は脳梗塞のタイプにかかわらない。また一次予防、二次予防のいずれも重要。
3. 抗血栓薬使用例では、脳出血予防のためにも降圧はきわめて重要。

1 降圧目標

1 原則は「The lower, the better」、とにかく下げる

　脳卒中における高血圧治療はきわめて重要である。脳出血では、高血圧が最大の危険因子であり、再発予防のために厳格な血圧コントロールが必要であることは議論の余地がない。

　脳梗塞では、病態の特徴として血栓形成が重要な役割を果たしているので、その治療と予防には抗血栓薬が必須である。したがって、脳梗塞患者での高

血圧治療は，個々の患者での病態と使用している抗血栓薬の特徴を踏まえつつ行う必要がある。脳梗塞の病型により高血圧が危険因子として関与する程度は異なるが，一次予防，二次予防のいずれにおいても血圧コントロールが重要である。

①ラクナ梗塞

その発症要因として最も高血圧との関連が深い病型だが，同時に抗血小板薬が再発予防に有用であるため，副作用としての脳出血予防においても降圧治療が必須である。

②アテローム血栓性脳梗塞

この病型は心筋梗塞と同様にアテロームにおけるプラークの破綻が血栓塞栓の供給源となっているので，スタチンと抗血小板薬が再発予防には重要である。この病型でも高血圧が危険因子として大きな地位を占めている。メタボリックシンドロームとも関連し，虚血性心疾患の予防と共通する。

③心原性脳塞栓症

すっかり人口に膾炙した$CHADS_2$スコア（**表1**）[4]，その後に出されたCHA_2DS_2-VAScスコア（**表2**）[5]の項目の一つである高血圧は，心房細動の発症・持続に悪影響があり，左房内血栓形成の促進因子として血栓塞栓症のリスクも高める。またHAS-BLEDスコア（**表3**）[6]にも取り上げられているように，高血圧は抗凝固薬使用時の脳出血などの出血性合併症の危険因子の一つでもある。

2 具体的な降圧目標

脳卒中患者における具体的な降圧目標について，各種ガイドラインでの記載を**表4**にまとめた。いずれのガイドラインでも，降圧目標は基本的に140／90mmHg未満とされている。

表 1 CHADS₂ スコア

		危険因子	スコア
C	Congestive heart failure/LV dysfunction	心不全, 左室機能不全	1
H	Hypertention	高血圧	1
A	Age≧75y	75歳以上	1
D	Diabetes mellitus	糖尿病	1
S₂	Stroke/TIA	脳梗塞, TIAの既往	2
	合計		0~6

TIA: 一過性脳虚血発作

(文献4より引用)

表 2 CHA₂DS₂-VASc スコア

		危険因子	スコア
C	Congestive heart failure/LV dysfunction	心不全, 左室機能不全	1
H	Hypertention	高血圧	1
A₂	Age≧75y	75歳以上	2
D	Diabetes mellitus	糖尿病	1
S₂	Stroke/TIA/TE	脳梗塞, TIA, 血栓塞栓症の既往	2
V	Vascular disease (prior myocardial infarction, peripheral artery disease, or aortic plaque)	血管疾患 (心筋梗塞の既往, 末梢動脈疾患, 大動脈プラーク)	1
A	Age 65-74y	65歳以上74歳以下	1
Sc	Sex category (i.e.female gender)	性別(女性)	1
	合計		0~9*

＊: 年齢によって0, 1, 2点が配分されるので合計は最高で9点にとどまる。
TIA: 一過性脳虚血発作

(文献5より引用)

表3 HAS-BLEDスコア

頭文字	臨床像	ポイント
H	高血圧*1	1
A	腎機能障害, 肝機能障害(各1点)*2	2
S	脳卒中	1
B	出血*3	1
L	不安定な国際標準比(INR)*4	1
E	高齢者(>65歳)	1
D	薬剤, アルコール(各1点)*5	2
	合計	9

*1: 収縮期血圧>160mmHg
*2: 腎機能障害: 慢性透析や腎移植, 血清クレアチニン200μmol/L(2.26mg/dL)以上
肝機能異常: 慢性肝障害(肝硬変など)または検査値異常(ビリルビン値>正常上限×2倍, AST/ALT/ALP>正常上限×3倍)
*3: 出血歴, 出血傾向(出血素因, 貧血など)
*4: INR不安定, 高値またはTTR(time in therapeutic range)<60%
*5: 抗血小板薬やNSAIDs併用, アルコール依存症

(文献6より引用)

表4 各種ガイドラインに記された降圧目標

ガイドライン	降圧目標			
高血圧治療ガイドライン2014[1)]	脳梗塞の慢性期(発症1カ月以降)	140/90mmHg未満	両側頸動脈高度狭窄, 脳主幹動脈閉塞ではとくに下げ過ぎに注意	ラクナ梗塞, 抗血栓薬服用患者では可能であれば130/80mmHg未満を目指す。
脳卒中治療ガイドライン2015[2)]	脳卒中一般・脳梗塞慢性期(再発予防)	140/90mmHg未満	後期高齢者の降圧目標は150/90mmHg未満	ラクナ梗塞, 抗血栓薬服用患者では可能であれば130/80mmHg未満を目指すことを考慮してもよい。
心房細動治療(薬物)ガイドライン2013年改訂版[3)]	心房細動における脳卒中発症予防	140/90mmHg未満		

① 130/80mmHg未満が勧められる場合

　『高血圧治療ガイドライン2014』では，臓器障害を合併する高血圧（第6章）の脳血管障害の項目内で，発症1カ月以降と定義された脳梗塞慢性期における降圧目標が，140/90mmHg未満と記載されている。さらにラクナ梗塞，抗血栓薬服用患者では，可能であればさらに低いレベル130/80mmHg未満を目指すとしている。その根拠の一つとして挙げられたPROGRESS[7]では，脳梗塞または一過性脳虚血発作後の患者6,105例において，プラセボ群に比べて収縮期血圧が9mmHg低いACE阻害薬群で，脳卒中再発が28％抑制された。もう一つの根拠は抗血栓薬服用との関連である。日本人を対象として行われた前向き試験であるBAT[8]では，抗血栓薬を内服している場合には出血イベント発症直近時の血圧値が低いほど，脳出血の発症率が低かった。脳血管障害や心臓病の再発予防のために抗血栓薬を内服している4,009例において，19カ月にわたって出血イベントを調査した結果，脳出血は抗血小板薬単剤で0.3％，抗血小板薬併用で0.6％，ワルファリンで0.6％，ワルファリンと抗血小板薬併用で1.0％発生した。脳出血の発症は，とくに脳血管障害既往患者で多かった。血圧値としては，130/81mmHg未満に降圧することが妥当であることが示された。抗血栓療法中の血圧上昇は，頭蓋内出血の発症と有意に関連し，欧米人より出血を起こしやすいと懸念されている日本人における，抗血栓療法中の徹底的な血圧管理の重要性が強調されている。

　抗血小板薬使用例での降圧療法に関しては，2013年に発表されたSPS3[9]にも取り上げられている。南北米およびスペインで発症180日未満のラクナ梗塞患者3,020例を対象に行われた同試験では，抗血小板薬（アスピリン単剤またはクロピドグレル併用）が投与されていた。収縮期血圧値は130〜149mmHgまたは＜130mmHgを目標値とし，その結果＜130mmHgの積極的降圧群で脳卒中発症率が低い傾向（ハザード比0.81,95％信頼区間0.64-1.03,p＝0.08）にあり，脳出血は積極的降圧群のほうが有意に低い発現率であった（p＝0.03）。

②Jカーブ現象について

　前述した降圧療法における「The lower, the better」の原則については，注意すべき点もある．すなわち一般にJカーブ現象といわれるもので，降圧過剰がイベントを増やす可能性についてである．まず一つは高齢者に対してのもので，臓器障害をともなうことが多い後期高齢者では，血圧が低いほど重要臓器の血流障害をもたらす可能性がある．『高血圧治療ガイドライン2014』で後期高齢者の降圧目標が150/90mmHg未満とされたことに呼応して，『脳卒中治療ガイドライン2015』の「高血圧」の項では，後期高齢者の降圧目標が150/90mmHg未満に緩和された．ただし『高血圧治療ガイドライン2014』には，忍容性があれば高齢者でも140/90mmHg未満とすることが妥当であることが示されていることに留意すべきである．

　別の要素としては，脳血管の器質的狭窄，閉塞を有する例に対する治療がある．脳梗塞の病型としてはアテローム血栓であり，類似の病態である冠動脈疾患患者でもしばしば問題となる現象である．『高血圧治療ガイドライン2014』にも「両側頸動脈高度狭窄，脳主幹動脈閉塞ではとくに下げすぎに注意する」と記載されている．しかし，頭蓋内主幹動脈に50%以上の狭窄性病変があるTIAまたは脳梗塞例におけるワルファリンとアスピリンの再発予防効果を検討したWASIDのpost hoc解析[10]では，狭窄性病変の灌流域の再発率は血圧の高い群において高率であり，主幹動脈に狭窄性病変がある場合は，降圧すべきでないとは一概に言えない結果が得られている．

2　降圧薬の選択

　目標に到達するなら降圧薬の種類は問われないが，脳卒中以外に合併する疾患によっては考慮が必要な場合もある．冠動脈疾患におけるCa拮抗薬，心不全におけるRA系阻害薬（ACE阻害薬，ARB，アルドステロン拮抗薬）とβ遮断薬，心房細動における心拍数コントロールとβ遮断薬，慢性腎臓病における

RA系阻害薬などである。利尿薬を使用するケースも多いが、脱水は脳梗塞のリスクとなるので注意する。いわゆるupstream治療として、心房筋のリモデリング抑制にRA系阻害薬の優位性が指摘されていたが、J-RHYTHM II[11]では高血圧を合併した発作性心房細動を対象としてARB（カンデサルタン）とCa拮抗薬（アムロジピン）の再発抑制効果を比較したところ、ARBの発作再発率抑制効果に有意差を示すことはできなかった。

3 抗血栓薬の適正使用

　抗血栓薬使用中の降圧治療において、出血性合併症がもっとも大きな問題の一つである以上、抗血栓薬自体が適正に使用されているかどうかを十分に吟味する必要がある。
　使用薬剤：抗血小板薬、抗凝固薬、両者の併用
　合併している血栓性疾患：脳梗塞、虚血性心疾患、末梢動脈疾患
　抗血栓薬は単独でも出血性合併症を起こすが、併用するとさらに出血リスクが増加するので、漫然と多剤を併用することは慎まなければならない。たとえば、すでに抗血栓薬を使用している高血圧患者が他疾患を合併したときに抗血栓薬の併用を余儀なくされるが、どの程度まで必要なのか、期間はどのくらいか、出血を起こしたときはどうすべきか、などの問題を、個々の症例でしっかりと考慮すべきである。ワルファリンと抗血小板薬、とくにワルファリン＋DAPT（抗血小板薬2剤併用）のtriple therapyは、出血のリスクがきわめて高いからである。

4 アドヒアランスを考慮した処方

　現在、多くの降圧薬は1日1回投与である。降圧薬の服用時刻は朝1回が多いが、早朝高血圧に対して夜間に服用させているケースもある。**表5**に抗血栓

表5 おもな抗血栓薬の種類と服薬方法

抗血小板薬	アスピリン		1日1回
	クロピドグレル		1日1回
	プラスグレル		1日1回
	シロスタゾール		1日2回
抗凝固薬	ワルファリン		1日1回
	NOAC	ダビガトラン	1日2回
		リバーロキサバン	1日1回
		アピキサバン	1日2回
		エドキサバン	1日1回

薬の種類と服薬方法を示す。抗血小板薬はアスピリンとチエノピリジン系（クロピドグレル，プラスグレル）は1日1回投与で，シロスタゾールは1日2回投与である。ワルファリン（ビタミンK拮抗薬）は1日1回投与であり，NOAC（non-vitamin K antagonist oral anti-coagulants）は，現在使用できる4種類とも血中濃度半減期が12時間前後であるが，服薬回数は1日1回または1日2回に設定されている。1日2回投与の薬剤は飲み忘れ，飲み残しが多いことが知られている[12]。比較的半減期の短い抗血栓薬では怠薬（飲み忘れ）で効果が減弱し，血栓形成のリスクが高くなるので，多剤併用の場合，できるだけ服薬のタイミングを一致させるのがポイントとなる。したがって，使用する抗血栓薬の服薬方法と降圧薬の服薬方法を考慮して，処方全体のバランスをとることが望ましい。

　脳卒中の予防に使用される抗血栓薬（抗血小板薬，ワルファリン，NOAC）と各種降圧薬で併用禁忌になっているものはない。怠薬には注意すべきで，とくにNOACはワルファリンやアスピリン，クロピドグレルとは異なり半減期が12時間程度と短く，飲み忘れにより効果が消失してしまう。降圧薬の服用タイミングを一致させるような工夫をすることも考慮される。相互作用で最も注意を要するのはワルファリンであるが，通常使われる降圧薬は問題ない。

5 生活習慣

　抗血栓薬使用患者における高血圧治療でも，適切な生活習慣の管理が必要であることは言うまでもない。高血圧治療に必須といえる，塩分制限をはじめとした食事療法がその筆頭である。運動習慣も重要であるが出血の危険性があるため，外傷の発生には注意が必要である。過度の飲酒は血圧を上げるだけでなく，出血を助長する可能性があることや，心房細動のリスクであることから，戒めるべき習慣といえる。

文献

1) 日本高血圧学会高血圧治療ガイドライン作成委員会編：高血圧治療ガイドライン2014. 東京, ライフサイエンス出版, 2014
2) 日本脳卒中学会脳卒中ガイドライン委員会 編：脳卒中治療ガイドライン2015. 東京, 協和企画, 2015
3) 循環器病の診断と治療に関するガイドライン（2012年度合同研究班報告）：心房細動治療（薬物）ガイドライン（2013年改訂版）, 2015
   http://www.j-circ.or.jp/guideline/pdf/JCS2013_inoue_h.pdf
4) Gage BF et al: Validation of clinical classification schemes for predicting stroke: results from the National Registry of Atrial Fibrillation. JAMA 285(22): 2864–2870, 2001
5) Camm AJ et al: Guidelines for the management of atrial fibrillation: the Task Force for the Management of Atrial Fibrillation of the European Society of Cardiology(ESC). Eur Heart J 31(19): 2369-2429, 2010
6) Pisters R et al: A novel user-friendly score (HAS-BLED) to assess 1-year risk of major bleeding in patients with atrial fibrillation: the Euro Heart Survey. Chest 138(5): 1093-1100, 2010
7) Arima H et al; for the PROGRESS Collaborative Group: Lower target blood pressures are safe and effective for the prevention of recurrent stroke: the PROGRESS trial. J Hypertens 24(6): 1201-1208, 2006
8) Toyoda K et al: Blood Pressure Levels and Bleeding Events During Antithrombotic Therapy The Bleeding With Antithrombotic Therapy (BAT) Study. Stroke 41(7): 1440-1444, 2010
9) Benavente OR et al: Blood-pressure targets in patients with recent lacunar stroke: the SPS3 randomised trial. Lancet 382(9891): 507-515, 2013
10) Turan TN et al: Relationship between blood pressure and stroke recurrence in patients with intracranial arterial stenosis. Circulation 115(23) : 2969-2975, 2007
11) Yamashita T et al: Randomized trial of angiotensin II receptor blocker vs. dihydropiridine calcium channel blocker in the treatment of paroxysmal atrial fibrillation with hypertension(J RHYTHM II study). Europace 13(4): 473-479, 2011
12) Srivastava K et al: Impact of reducing dosing frequency on adherence to oral therapies: a literature review and meta-analysis. Patient Prefer Adherence 7: 419-434, 2013

6 脱・脳卒中と認知症対策の極意

1）脳卒中後の認知症治療

油川 陽子　　木村 隆

認知症対策の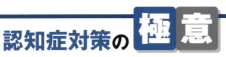

❶ 再発予防治療・リスク管理を基本とする。
❷ 抗認知症薬も念頭に置く。
❸ 中年期の降圧治療を重視する。

1　脳卒中後認知症とは

　脳卒中後認知症（post-stroke dementia: PSD）は臨床的な概念であり，脳卒中のタイプにかかわらず，脳卒中発症後に生じるすべての型の認知症と定義される。その中には血管性認知症（vascular dementia: VaD），アルツハイマー型認知症（Alzheimer disease: AD）に代表される変性疾患，およびその双方の病態が存在する混合型の認知症が挙げられる（図1）[1]。脳卒中後認知症の71％はprobable vascular dementia（血管病変のみによる），29％はpossible dementia（ほかの共存する病変による）ととらえる報告もみられる[2]。ほとんどは脳血管性の認知症の概念に当てはまるが，PSDとVDの違いとしてはVDのすべてが脳卒中のエピソードを持つとは限らず，またPSDのすべてが血管病変に由来する認知症ではないことが挙げられる。

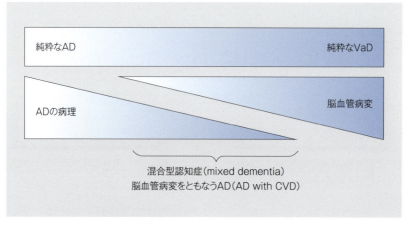

図1 ADとVaDの危険因子の関係

血管病変がADの発症を促進することや病像を修飾することが明らかとなり，とくに高齢者においてはADとVaDの両方の病態が併存することが示された。

(文献1より転載)

　病理学的な検討では，PSDでは無症候性の脳梗塞，白質病変，ラクナ梗塞，神経細胞の減少，脳萎縮が認められ，またVaDとADの混合性認知症ではAD病変，白質病変，ラクナ梗塞，微小梗塞，微小出血が認められている[3]。

　脳卒中後認知症の頻度は報告による差はあるが，メタアナリシスの結果からは脳卒中後数ヵ月から1年で4.8〜10%に，脳卒中再発後に29.6〜53.1%が認知症を発症する[4]。また脳卒中群は脳卒中未発症群と比べて認知症の発症は3.5〜5.8倍と高値を呈している[5]。

　VaDの診断基準としてはICD-10，ADDTC，DSM-Ⅳ，NINDS-AIRENが一般的に用いられている。各種のVaD診断基準による診断は，認知症の定義，病態，画像診断などの内容に差があり，どの基準を用いるかにより診断率は大きく異なる。評定者間の一致率に関して，42臨床例によるNINDS-AIRENの診断基準の信頼性検定では評定者間の一致率は中等度ないし良好と判断された（エビデンスレベル2b）(**表1**)[6]。

脳卒中後認知症の発症は高齢，低学歴，発症前の認知機能障害，多発性脳梗塞，脳梗塞の再発，脳梗塞の重症度，脳MRIでの無症候性梗塞巣，白質病変，内側側頭葉の萎縮といった予備能と関連し，また脳卒中の重症度，左半球の梗塞，側頭葉内側の萎縮，失語と強く関連している[7]。とくにラクナ梗塞においては脳出血と比較し，認知症の危険性が7倍に上る[8]。血管性危険因子としては高血圧，糖尿病，心房細動，心筋梗塞の既往，一過性脳虚血発作（TIA）があり[8]，これらに対する治療がPSDにおいて重要である。

表1　NINDS-AIRENによるprobable VaDの診断基準の要約

A. 認知症がある
　a) 記憶障害と，次の認知機能のうち2つ以上の障害がある。見当識，注意力，言語，視覚空間機能，行動機能，運動統御，行為。
　b) 臨床的診察と神経心理学的検査の両方で確認することが望ましい。
　c) 機能障害は，日常生活に支障をきたすほど重症である。しかし，これは脳卒中に基づく身体障害によるものを除く。
　［除外基準］
　a) 神経心理検査を妨げる意識障害，せん妄，精神病，重症失語，著明な感覚運動障害がない。
　b) 記憶や認知機能を障害する全身性疾患や他の脳疾患がない。

B. 脳血管障害（CVD）がある
　a) 神経学的診察で，脳卒中の際にみられる局所神経症候（片麻痺・下部顔面神経麻痺・Babinski徴候・感覚障害・半盲・構音障害）がみられる。
　b) 脳画像（CT・MRI）で明らかな多発性の大梗塞，重要な領域の多発梗塞，多発性の基底核ないし白質の小梗塞あるいは広範な脳室周囲白質の病変を認める。

C. 上記の両者に関連がみられる。下記a)ないしb)の両者，またはいずれかを満足する。
　a) 明らかな脳血管障害後3カ月以内に認知症が起こる。
　b) 認知機能が急激に低下するか，認知機能障害が動揺性ないし段階的に進行する。

（「認知症疾患治療ガイドライン」作成合同委員会編：血管性認知症．認知症疾患治療ガイドライン2010．東京，医学書院，2010，pp252-253より引用）

2 脳卒中後認知症の予防と治療

　PSDの予防には血管性疾患を減少させ，コントロールすることが重要である。近年，食事や運動を含めた生活スタイルの多様化が認知症の予防として脚光を浴びており，それはPSDの予防についても等しくあてはまる。ほとんどの血管リスクファクターと血管性疾患は介入し得るものであり，認知症における血管リスクファクターの役割を理解することがPSDの治療に必要であろう。他の認知症疾患と同様，PSDも一度発症すると治ることはないが，PSDのみならず，一般的な認知症の予防・治療のためにも血管性疾患を治療することが肝要である。1995年から2011年（n=4,413）に行われたthe South London Stroke Registerからの報告では，心房細動の既往のない脳梗塞は降圧薬としては利尿薬やACE阻害薬の使用で有意に認知機能低下のリスクを低下させ，さらにアスピリンとジピリダモール，スタチンを合わせて使用すると認知機能低下のリスクを軽減させる傾向があるとされる。高血圧治療，抗血小板療法，脂質異常症治療薬を合わせて使用することが認知機能低下に対して保護的な効果を持つ[9]。

3 降圧療法

　高血圧が，再発する脳卒中に関連する認知症および認知機能の低下に関与しているという報告があるが[10]，降圧薬でとくにPSDを標的とした臨床試験は存在していない。Vascular dementia projectにおいて，Syst-Eurではエナラプリルもしくは追加でニトレンジピンを使用して有意に認知症の発症率が低下している[11]。また，PROGRESSでは脳卒中およびTIAを起こした患者にペリンドプリルにインダパミドを併用してすべてのタイプの脳出血のリスクを低下させている[12]。PRoFESSでは脳梗塞後の認知症についてテルミサルタンの使用で有意差はなかった[13]。the South London Stroke Registerでは利尿薬かつ/またはACE阻害薬で降圧することによる脳卒中患者の認知症を20～30%減少させて

いる。短期間の臨床試験では降圧療法が脳卒中後の認知症に対して有意な結果を出さなかった報告もみられるが、10年間におよぶ長期間のフォローアップにより二次予防として降圧治療を行うことが、脳梗塞後の認知機能低下を有意に抑制している[9]。

4 その他の薬物療法

1 抗糖尿病薬

糖尿病はPSDの独立した予測因子である。2型糖尿病の患者において、高血圧や脂質異常症などといったほかの因子と強く関連しているものの、VaDとADの両方のリスクを上昇させる強いエビデンスがある[14]。また、糖尿病ではない患者でも、高血糖は認知症のリスクファクターとなっていることは興味深い[15]。

2 スタチン

積極的に脂質を低下させることおよび/もしくは血圧を低下させることが脳卒中後の認知機能低下のリスクを下げるかどうかという検討がなされているが、スタチン単独でのPSDへの治療に関する検討は行われていない。ただし、the South London Stroke RegisterではPSDのリスクを10%低下させると報告している[16]。

3 抗血小板薬

抗血小板薬については他項参照(5章-2)。

4 抗認知症薬

PSDの最も多い原因はVaD、AD、そして混合型認知症である。脳卒中発症前に正常であった認知機能が発症後急速に低下した場合、その血管病変による認知機能の低下に加えて、潜在化しているアルツハイマー病変の発症を

早めていると考えられている[17]。また，VaDとADにはリスクファクターや病理学的所見など共通する点も指摘されている。現在までにいくつかの研究でコリンエステラーゼ阻害薬（ドネペジル，ガランタミン，リバスチグミン）が脳血管性認知機能低下に対して効果があると報告されており[18]，またNMDA阻害薬（メマンチン）についても軽度から中等度のADで効果があることや，VaDに対する有用性も明らかになっている。ドネペジル・ガランタミン・メマンチンについてはグレードB，リバスチグミンについてはグレードCとなっているが[6]，現在，VaDに対しては根拠不十分という指摘もあり，わが国での保険適用は認められていない。PSDの治療としては抗血小板薬，高血圧・糖尿病・脂質異常といったリスクファクターの管理，ニューロトランスミッターをターゲットとしたコリンエステラーゼ阻害薬・NMDA阻害薬のコンビネーションが必要である。

5 認知症の発症・増悪を抑制するための降圧療法

　PSDに限定して具体的な降圧目標や至適血圧を検討した報告はない。VaDについて検討した報告では，65歳以上の高齢者を7年間追跡した米国のWashington Heights-Inwood Columbia Aging Projectにおいて，高血圧はVaD発症のリスクを1.8倍有意に上昇させたが，Cardiovascular Health StudyやRotterdam Study and Gothenburg H-70 Study, Bronx Aging Studyでは両者の間に明らかな関連は見られなかった。また，中年期に関しては，米国のHonolulu-Asia Aging Studyでは中年期収縮期血圧160mmHg以上の高血圧は老年期の前認知症の発症リスクを3.9倍，VaDの発症リスクを11.8倍有意に上昇させた[19]。さらに日本においては久山町研究でステージ1高血圧（140～159mmHg/90～99mmHg）からVaDの発症に対する有意差を認めた。また，中年期と老年期の両時期の血圧が140/90mmHg未満であった群に比べて，老年期のみ140/90mmHg以上であった群で3.3倍であったが，

中年期に140／90mmHg以上であった群は，老年期の血圧レベルにかかわらず約5倍の高さであった[20]。認知症の観点からは中年期の降圧治療は非常に重要であると考える。高齢期における認知症と血圧との関係は一定せず，高血圧のみならず，低血圧や起立性低血圧症，血圧日内変動異常も認知症と関連すると報告されており，高齢期高血圧の降圧治療による認知症発症への影響については一定の見解は得られていない。ただし，『高血圧治療ガイドライン2014』では，高齢期高血圧治療が認知機能を悪化させるという成績はなく，降圧薬治療を行うことを推奨している[21]。

PSDは単一の疾患ではなく，脳卒中後に発症するすべての認知症をさす。脳卒中の二次予防を行うことが肝要であるのみならず，ADなどの変性疾患の存在についても念頭に置くことが重要と考える。また，脳卒中後の降圧治療については長期間の観察で認知症発症率の低下がみられており，継続したフォローアップが必要とされる。とくに中年期の降圧治療が認知症の発症予防において重要であると考えられる。

文献

1) 山﨑貴史，長田乾：「血管性認知症」と「脳梗塞を合併したAlzheimer病」を鑑別する上で，重要な点を教えてください．認知症診療Q&A 92．中島健二，和田健二編，東京，中外医学社，2013，p59
2) Barba R et al: Poststroke Dementia-Clinical Features and Risk Factors. Stroke 31(7): 1494-1501, 2000
3) Iadecola C: The Pathology of Vascular Dementia. Neuron 80(4): 844-866, 2013
4) Pendlebury ST, Rothwell PM et al: Prevalance, incidence, and factors associated with pore-stroke and post-stroke dementia: a systematic review and meta-analysis. Lancet Neurol 8(11): 1006-1018, 2009
5) Prencipe M et al: Stroke, disability, and dementia: results of a population survey. Stroke 28(3): 531-536, 1997
6) 「認知症疾患治療ガイドライン」作成合同委員会編：血管性認知症．認知症疾患治療ガイドライン2010．東京，医学書院，2010，pp252-253
7) Pendlebury ST: Dementia in patients hospitalized with stroke: rates, time course, and clinic-pathologic factors. Int J Stroke 7(7): 570-581, 2012

8) Béjot Y et al: Preveralnce of Early Dementia After First-ever Stroke A 24-Year Population-Based study. Stroke 42(3): 607-612, 2011
9) Douiri A et al: Long-term effects of secondary prevention on cognitive function in stroke patients. Circulation 128(12): 1341-1348, 2013
10) Tzourio C et al: Effects of blood pressure lowering with perindopril and indapamide therapy on dementia and cognitive decline in patients with cerebrovascular disease. Arch Intern Med 163(9): 1069-1075, 2003
11) Forette F et al: Prevention of dementia in randomised double-blind placebo-controlled Systolic Hypertension in Europe (Syst-Eur) trial. Lancet 352(9137): 1347-1351, 1998
12) Arima H et al: Effects of perindopril-based lowering of blood pressure on intracerebral hemorrhage related to amyloid angiopathy: the PROGRESS trial. Stroke 41(2): 394-396, 2010
13) Diener HC et al: Effects of aspirin plus extended-release dipyridamole versus clopidogrel and telmisartan on disability and cognitive function after recurrent stroke in patients with ischaemic stroke in the Prevention Regimen for Effectively Avoiding Second Strokes (PRoFESS) trial: a double-blind, active ad placebo-controlled study. Lancet Neurol 7(10): 875-884, 2008
14) Pasquier F et al: Diabetes mellitus and dementia. Diabetes Metab 32(5 Pt 1): 403-414, 2006
15) Crane PK et al: Glucose levels and risk of dementia. N Engl J Med 369(9): 540-548, 2013
16) Douiri A et al: Long-term effects of secondary prevention on cognitive function in stroke patients. Circulation 128(12): 1341-1348, 2013
17) Leys D et al: Poststroke dementia. Lancet Neurol 4(11): 752-759, 2005
18) Gorelick PB et al: Vascular contributions to cognitive impairment and dementia: a statement for healthcare professionals from the american heart association/american stroke association. Stroke 42(9): 2672-2713, 2011
19) 二宮利治ほか：高血圧と認知症．日本臨牀 69(11): 2064-2070, 2011
20) Ninomiya T et al: Midlife and late-life blood pressure and dementia in Japanese elderly: the Hisayama study. Hypertension 58(1): 22-28, 2011
21) 日本高血圧学会高血圧治療ガイドライン作成委員会編：高血圧治療ガイドライン2014. 東京, ライフサイエンス出版, 2014

6 脱・脳卒中と認知症対策の極意

2) 認知症対策と降圧療法

片山 隆行

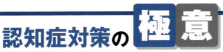

- 血圧を適正に保つこと（140/90mmHg未満）が，脳卒中再発および認知症発症を抑制する。

　メタアナリシスの結果では，脳卒中後に約10％が数カ月から1年で，30％以上が脳卒中再発後に認知症を発症するとされている[1]。これを抑制する手がかりの一つは，ペリンドプリルとインダパミドを用いて脳卒中二次予防の効果を検証した，大規模臨床試験(PROGRESS)にみられる。この試験では，実薬群で有意な脳卒中の再発抑制効果が示されているが[2]，サブ解析で認知症の発症についても検証されている。認知症全体でみると実薬による有意な発症抑制効果は認められなかったが，認知症のタイプ別に分けて解析すると，脳卒中再発後の認知症については，実薬で有意に発症が抑制されるという結果が示された（図1）[3]。つまり，脳卒中後の再発抑制を積極的に行うことで，認知症発症が抑制される群が存在することになる。

　『脳卒中治療ガイドライン2015』では，脳卒中後認知症の予防に血管リスク管理を含めた二次予防が強く勧められる（グレードA）とされており[4]，脳卒中後の降圧治療目標については，同ガイドラインおよび『高血圧治療ガイドライン2014』

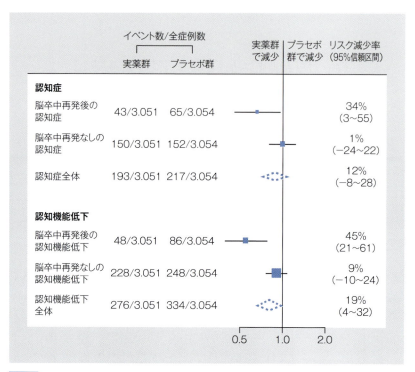

図1 認知症発症・認知機能低下に対する効果(PROGRESS)
実薬群で認知症発症リスクが12%,認知機能低下リスクが19%減少。

(文献3より引用,一部改変)

では,140/90mmHg未満が推奨されている[5]。ラクナ梗塞・抗血栓薬内服中・脳出血慢性期では,可能であればより低い血圧レベル(130/80mmHg未満)を考慮してもよいとされている[4,5]。この場合,どの程度まで降圧するのが良いかはまだ明らかになっていない。虚血性心疾患では血圧が低ければ低いほど良いとする「the lower, the better」が一般的だが,脳血管疾患については,まだそこまで十分なエビデンスがないのが実情である。PROGRESSのサブ解析によれば,いわゆるJカーブ現象(過度の降圧によって脳卒中再発が増える)は認められず,「the lower, the better」が支持された形になっているが(p.53,

図2参照)[6]．頸動脈や頭蓋内動脈の高度狭窄例では，過度の降圧によって循環不全を生じる可能性や，分水嶺型梗塞を生じる可能性があるため注意する。NASCETのサブ解析では，両側の内頸動脈が70％以上の高度狭窄の場合は，140 mmHg以下で脳梗塞発症が増加したとの報告がある[7]。このような症例では頸動脈内膜剥離術や頸動脈ステント術も検討する必要がある。一方，頭蓋内主幹動脈に50％以上の狭窄性病変がある一過性脳虚血発作（TIA）または脳梗塞例におけるワルファリンとアスピリンの再発予防効果を検討したWASIDのpost hoc解析では，狭窄性病変の灌流域の再発率は血圧の高い群において高率であり，頭蓋内狭窄性病変がある場合は降圧すべきでないという従来の考え方に一石を投じる形となった[8]。このような症例では時間をかけて緩徐に降圧を図り，また場合によっては血管再建術（EC-ICバイパス術）を検討する。

　降圧薬の選択についてみると，クラス別に認知症の発症抑制効果が異なるのかどうかは十分にわかっていない。ペリンドプリルについては前述のPROGRESSを通してエビデンスがあるといえるので，一般的にはACE阻害薬かARBが第一選択と考えられ，Ca拮抗薬も脳血管拡張作用を有しているものが多いので適しているといえる。『高血圧治療ガイドライン2014』では，Ca拮抗薬，ARB，ACE阻害薬，利尿薬を第一選択として推奨している。利尿薬では脱水，α遮断薬では起立性低血圧が生じやすいため注意が必要である。

　なお，認知機能障害に対しては，『認知症疾患治療ガイドライン2010』ではコリンエステラーゼ阻害薬やメマンチンの処方を考慮してもよいとされているが，保険適用外であることに注意する[9]。

文献

1) Pendlebury ST, Rothwell PM: Prevalence, incidence, and factors associated with pre-stroke and post-stroke dementia: a systematic review and meta-analysis. Lancet Neurol 8(11): 1006-1018, 2009
2) PROGRESS Collaborative Group: Randomised trial of a perindopril-based blood-pressure-lowering regimen among 6,105 individuals with previous stroke or transient ischaemic attack. Lancet 358(9287): 1033-1041, 2001
3) PROGRESS Collaborative Group: Effects of blood pressure lowering with perindopril and indapamide therapy on dementia and cognitive decline in patients with cerebrovascular disease. Arch Intern Med 163(9): 1069-1075, 2003
4) 日本脳卒中学会 脳卒中ガイドライン委員会編：脳卒中治療ガイドライン2015. 東京, 協和企画, 2015
5) 日本高血圧学会 高血圧治療ガイドライン作成委員会編：高血圧治療ガイドライン2014. 東京, ライフサイエンス出版, 2014
6) Arima H et al: Lower target blood pressures are safe and effective for the prevention of recurrent stroke: the PROGRESS trial. J Hypertens 24(6): 1201-1208, 2006
7) Rothwell PM et al: Relationship between blood pressure and stroke risk in patients with symptomatic carotid occlusive disease. Stroke 34(11): 2583-2590, 2003
8) Turan TN et al: Relationship between blood pressure and stroke recurrence in patients with intracranial arterial stenosis. Circulation 115(23): 2969-2975, 2007
9) 「認知症疾患治療ガイドライン」作成合同委員会編：認知症疾患治療ガイドライン2010. 東京, 医学書院, 2010

索引

欧文

■A
ABPM ················· 62
ACC/AHA/ASH合同ガイドライン
···················· 75
ACCOMPLISH ········ 55, 73
ACCORD ····· 12, 48, 68, 69
ACCORD-BP ········ 11, 59
AD ··················· 127
ADA2013 ············· 59
AF ··················· 106
ARIC ················· 65
ARTITUDE ············ 72
ASAHI ················ 76
α-グルコシダーゼ阻害薬 ····· 19

■B
BAT ··············· 79, 121
BENEDICT ·········· 69, 72

■C
CAMUI ··············· 55
CASE-J ··············· 51
CHA$_2$DS$_2$-VAScスコア
················ 107, 119
CHADS$_2$スコア ····· 107, 119
CKD ··········· 30, 61, 65
　管理のポイント ············ 35
　重症度分類 ··············· 32
　診療ガイド2012 ······· 31, 32

■
COLM ················· 55
COPE ················· 55
CSA ·················· 39
CVD ·················· 32

■D
DOAC ················ 107

■E
ESH/ESC2013
············ 59, 51, 52, 54

■F
Framingham研究 ····· 65, 101

■G
GI ··················· 17
GUARD ··············· 73

■H
HAAS ················ 132
HAS-BLEDスコア ·········· 120
HOT ·················· 76
Hunt and Hess分類 ······· 96
HYVET ············· 49, 51

■I
IDNT ············ 69, 72, 73
INTERACT2 ············ 94
INVEST ······· 48, 61, 69, 76

139

■J
JALS 67
JATOS 51, 101
JELIS 26
JLIGHT 72
JPHC 45, 46
J-RHYTHM II 123
JSH2014 .... 12, 35, 51, 52, 54, 55, 56, 59, 61, 75, 78
Jカーブ現象
.... 44, 53, 76, 122, 136

■M
MetS 22
NEMESIS 53

■N
NICE2011 48
NIPPON DATA 80 101
NOAC
...... 106, 110, 111, 113, 114

■O
ONTARGET 68
OSA 38
OSCAR 55

■P
PROFESS 53, 54, 130
PROGRESS 52, 53, 68, 121, 130, 135, 136, 137

PSD 130

■R
RENAAL 69
ROADMAP 59, 69

■S
SAMURAI-ICH 95
SAS 23
SHEP 54
SITS-ISTR 89
SMART 72
SPRINT 12
SPS3 121
Syst-China 54
Syst-Eur 54, 130

■T
t-PA 88, 89
TSOAC 107

■U
U-shaped現象 83

■V－X
VaD 127
VALISH 51
WASID 122, 137
WFNS分類 96
Xa阻害薬 106

和文

■あ

アテローム血栓性脳梗塞 ‥ 8, 118
アピキサバン ‥‥‥‥‥‥ 106
アルツハイマー型認知症 ‥‥ 127
飲酒 ‥‥‥‥‥‥‥‥‥‥ 44
運動療法 ‥‥‥‥‥‥ 17, 28
エドキサバン ‥‥‥‥‥‥ 106
エビデンスに基づくCKD診療ガイドライン2013 ‥‥‥‥‥‥‥‥ 70

■か

家庭血圧測定 ‥‥‥‥‥‥ 62
冠動脈疾患 ‥‥‥‥ 75, 77, 78
喫煙 ‥‥‥‥‥‥ 10, 44, 46
急性期脳梗塞 ‥‥‥‥‥‥ 87
狭心症 ‥‥‥‥‥‥‥‥‥ 77
くも膜下出血 ‥‥‥‥ 95, 97
血圧変動 ‥‥‥‥‥‥‥‥ 56
血管性認知症 ‥‥‥‥‥‥ 127
抗凝固薬 ‥‥‥‥ 106, 110, 124
抗凝固療法 ‥‥‥‥‥‥‥ 111
高血圧治療ガイドライン2014
‥‥ 12, 35, 60, 75, 78, 84, 90, 91, 95, 97, 100, 101, 102, 104, 120, 121, 122, 133, 136, 137
抗血小板薬 ‥‥‥‥‥ 124, 131
抗血栓薬
‥‥‥‥ 79, 80, 123, 123, 124
抗血栓療法 ‥‥‥‥‥ 108, 117
抗糖尿病薬 ‥‥‥‥‥ 19, 131
抗トロンビン薬 ‥‥‥‥‥ 106
抗認知症薬 ‥‥‥‥‥‥‥ 131
高齢者高血圧 ‥‥‥ 12, 48, 111

■さ

脂質異常症 ‥‥‥‥‥‥‥ 22
　管理 ‥‥‥‥‥‥‥‥‥ 35
　診断と管理目標 ‥‥‥‥ 24
　治療の目標 ‥‥‥‥‥‥ 25
脂質代謝異常 ‥‥‥‥‥‥ 22
持続静注薬 ‥‥‥‥‥‥‥ 91
受動喫煙 ‥‥‥‥‥‥‥‥ 46
食事療法 ‥‥‥‥‥‥ 17, 27
新規経口抗凝固薬 ‥‥‥‥ 106
心筋梗塞 ‥‥‥‥‥‥‥‥ 78
心原性脳塞栓症 ‥‥‥ 8, 33, 118
診察室外血圧 ‥‥‥‥‥‥ 62
診察室血圧測定法 ‥‥‥‥ 104
心腎連関 ‥‥‥‥‥‥‥‥ 31
腎性貧血の管理 ‥‥‥‥‥ 36
身体活動のメッツ（METs）表
‥‥‥‥‥‥‥‥‥‥ 28, 29
腎排泄率 ‥‥‥‥‥‥‥‥ 111
心房細動 ‥‥‥‥ 33, 106, 108
　発症率 ‥‥‥‥‥‥‥‥ 45
　治療（薬物）ガイドライン
‥‥‥‥‥‥‥‥‥ 108, 120
睡眠呼吸障害 ‥‥‥‥‥‥ 39
　診断 ‥‥‥‥‥‥‥‥‥ 40
睡眠時無呼吸症候群 ‥‥‥ 23

141

頭蓋内出血	⋯⋯⋯⋯⋯⋯ 110	脳梗塞	⋯⋯⋯⋯⋯⋯ 8, 99
スタチン	⋯⋯⋯⋯⋯ 26, 131	脳出血	⋯⋯⋯ 94, 97, 99
生活習慣	⋯⋯⋯⋯⋯⋯⋯ 17	脳循環自動調節能	⋯⋯⋯ 103
臓器合併症	⋯⋯⋯⋯⋯⋯ 59	脳卒中	⋯⋯⋯⋯⋯⋯⋯ 8
組織プラスミノーゲンアクチベータ		治療ガイドライン2015	⋯⋯ 44, 90, 95, 100, 120, 122, 135
⋯⋯⋯⋯⋯⋯⋯⋯⋯⋯ 88		危険因子	⋯⋯⋯⋯⋯ 40
		後認知症	⋯⋯⋯⋯ 127, 130

■た

■は

ダビガトラン	⋯⋯⋯⋯⋯⋯ 106	ビグアナイド薬	⋯⋯⋯⋯⋯ 19
端野・壮瞥町研究	⋯⋯⋯⋯ 59	久山町研究	⋯⋯⋯⋯⋯ 132
チアゾリジン薬	⋯⋯⋯⋯⋯ 19	肥満症	⋯⋯⋯⋯⋯⋯ 22
中枢性睡眠時無呼吸症候群 ⋯ 38		肥満治療の目標	⋯⋯⋯⋯⋯ 26
低GI	⋯⋯⋯⋯⋯⋯⋯⋯ 17	肥満の診断と管理目標	⋯⋯ 24
透析患者	⋯⋯⋯⋯⋯⋯⋯ 82	非薬物療法	⋯⋯⋯⋯⋯⋯ 27
血圧異常	⋯⋯⋯⋯⋯ 83	服薬アドヒアランス	⋯⋯⋯ 79
血圧管理	⋯⋯⋯⋯⋯ 84	閉塞性睡眠時無呼吸症候群 ⋯ 38
降圧目標	⋯⋯⋯⋯⋯ 83	ペナンブラ	⋯⋯⋯⋯⋯⋯ 87
糖尿病	⋯⋯⋯⋯⋯ 15, 58		
合併CKD	⋯⋯⋯⋯⋯ 69	■ま	
非合併CKD	⋯⋯⋯⋯ 71	慢性期	⋯⋯⋯⋯⋯⋯⋯ 99
動脈硬化性疾患予防ガイドライン		慢性腎臓病	⋯⋯⋯⋯⋯ 30, 65
2012年版	⋯⋯⋯⋯ 26, 35	メタボリックシンドローム ⋯⋯ 22
ドライウェイト適正化	⋯⋯⋯ 85		

■な

■や

内科・外科の連携	⋯⋯⋯⋯ 94	予後影響因子	⋯⋯⋯⋯⋯ 60
24時間血圧計	⋯⋯⋯⋯⋯ 62		
認知症	⋯⋯⋯⋯ 127, 135	■ら	
疾患治療ガイドライン2010		ラクナ梗塞	⋯⋯⋯⋯ 8, 118
⋯⋯⋯⋯⋯⋯ 137, 129		リバーロキサバン	⋯⋯⋯ 106
脳血管障害	⋯⋯⋯⋯ 100, 102		

高血圧治療で極める脳卒中克服の医師力
脱・脳卒中の極意

2016年1月10日　初版第1刷発行

編　集　長谷部 直幸
　　　　（はせべ　なおゆき）

発行人　宮定 久男

発行所　有限会社フジメディカル出版
　　　　大阪市北区同心2-4-17　サンワビル　〒530-0035
　　　　TEL 06-6351-0899 / FAX 06-6242-4480
　　　　http://www.fuji-medical.jp

印刷所　奥村印刷株式会社

ⓒ Naoyuki Hasebe, printed in Japan 2016
ISBN978-4-86270-156-5

ⓒ 3desc − Fotolia

＊ JCOPY ＜(社)出版者著作権管理機構　委託出版物＞
本書の無断複写は著作権法上での例外を除き禁じられています．
複写される場合は，そのつど事前に，(社)出版者著作権管理機構
（電話 03-3513-6969, Fax 03-3513-6979, e-mail: info@jcopy.or.jp）
の許諾を得てください．

＊乱丁・落丁はお取り替えいたします．
＊定価は表紙に表示してあります．